DES ÉPIDÉMIES

ET

DES CONTAGIONS.

DE L'IMPRIMERIE DE CRAPELET.

MATÉRIAUX

POUR SERVIR

A UNE DOCTRINE GÉNÉRALE

SUR LES ÉPIDÉMIES

ET LES CONTAGIONS,

PAR F. SCHNURRER, D. M.

(TUBINGUE, 1810.)

TRADUITS DE L'ALLEMAND, AUGMENTÉS D'UN DISCOURS PRÉLIMINAIRE, DE PLUSIEURS FRAGMENS ET DE NOTES,

PAR J. CHARLES GASC ET D. HENRI BRESLAU,

MÉDECINS DES ARMÉES.

A PARIS,

Chez CROULLEBOIS, Libraire, rue des Mathurins, n° 17.

1815.

DISCOURS PRÉLIMINAIRE

DES TRADUCTEURS.

> Sed omnium phænomenorum exactam rationem adferre velle, non patitur unius horæ ambitus : ampla enim materia suppeteret ad integrum tractatum conscribendum.
>
> RAMAZZINI, *de Contagiosa boum epidemia.*

LES maladies épidémiques sont de tous les temps et de tous les lieux.

Les historiens de la plus haute antiquité font mention des épidémies. Les premières qui aient été décrites sont très-antérieures à leurs auteurs ; la plus ancienne peste connue est celle qui frappa l'Egypte, quatorze siècles avant Jésus-Christ ; quelque temps après, une autre peste fit périr plus de vingt-quatre mille Hébreux dans l'Arabie Pétrée. (MOÏSE.)

L'ennemi le plus redoutable des Grecs

devant Troie fut une maladie pestilentielle qui ravagea l'armée (HOMÈRE). Sous le règne de David, une maladie non moins meurtrière parcourut la Judée. Une épidémie menaça de détruire la colonie de Romulus (PLUTARQUE).

L'air pur des montagnes les plus élevées, comme celui des plaines, ne saurait soustraire l'homme à l'influence des maladies épidémiques. Le sauvage qui vit sur le sommet des Cordilières est sujet au *Matlazahuatl*, maladie qui se complique fréquemment avec des hémorragies passives de l'organe cutané (HUMBOLDT). De même, l'homme civilisé, quels que soient les progrès qu'il ait faits dans l'art de modifier et de corriger les influences défavorables qui l'environnent, n'en est pas moins atteint des maladies épidémiques.

Sous ce double rapport, l'histoire des épidémies mérite autant l'attention de l'historien et du physicien que celle du médecin. Déjà Gastaldi, Papon et Webster s'en sont occupés avec succès; mais comme ils n'étaient pas médecins, ils ont laissé une lacune considérable dans ce qui fait l'objet des contagions. Webster surtout, qui se distingue par la manière dont il a traité son sujet, adopte l'opinion de Mitchill, et nie avec lui la contagion de la fièvre jaune. Ces auteurs n'ont pas fait attention que cette maladie, d'abord endémique et spontanée dans les contrées dont elle est originaire, s'élève successivement jusqu'au caractère de l'épidémie, et devient contagieuse en acquérant plus d'intensité. Il en est de même de la peste, du typhus, et de beaucoup d'autres maladies. De là ces éternelles contradictions parmi les hommes les plus recommandables, et qui ont cherché la vérité sans la trouver.

Ce ne fut guère que vers le milieu du dix-septième siècle que l'on commença à reprendre les idées d'Hippocrate sur cet objet; mais ce qu'il n'avait donné que *comme une simple observation*, d'autres en firent une loi générale. C'est ainsi que Mead, Freind, Ramazzini, et tant d'autres, ont attribué les causes des épidémies à de seuls accidens atmosphériques. Cependant Sydenham, après une pratique très-étendue, et l'expérience la plus consommée, sentit qu'il fallait chercher ailleurs les causes de ces maladies. En attendant que nous puissions soulever le voile qui nous les cache, n'oublions pas que la propagation générale sur la terre de toutes les grandes épidémies, et leur coïncidence avec tant de phénomènes extraordinaires de la nature, donnent le plus à réfléchir, et doivent plus spécialement fixer toute notre attention.

Gruner, Millar, Blane, nous ont fourni des résultats intéressans sur l'augmentation et la diminution des espèces des maladies, et sur leur antiquité. Il nous manque un semblable travail sur les épidémies en particulier. Il faudrait distinguer par des observations exactes, celles qui sont répandues dans certaines contrées par suite des malheurs de la guerre ou de toute autre circonstance accidentelle, de celles qui sont véritablement épidémiques. Pour en composer une histoire générale, il faudrait encore décrire les changemens coexistans observés chez les animaux, et dans les végétaux, et découvrir les rapports qu'ils peuvent avoir avec les épidémies. Il ne faut pas croire cependant que l'on doive trouver chaque fois des épizooties et des *épiphytooties*, ou maladies épidémiques des plantes, avec des épidémies ordinaires ; car souvent l'histoire fait mention d'une grande fertilité observée pendant qu'une épidémie faisait le plus de ravage. Nous connaissons trop peu les lois de la zoologie et de la phytologie pour rendre raison de ces phénomènes.

Mais avant tout, ce sont les faits que nous devons recueillir. L'ouvrage dont nous donnons la traduction en contient un grand nombre qui pourront servir de base pour un travail plus complet que nous nous proposons de composer un jour, s'il nous est possible de réparer une partie des pertes que nous avons faites de nos papiers dans la campagne de Russie.

En attendant, comme une partie des

faits que nous avons puisés dans les hôpitaux militaires se rattachent de plus en plus à l'objet qui nous occupe, nous pensons qu'il ne serait peut-être pas déplacé d'en rapporter ici quelques-uns, qui nous paraissent propres à être réunis aux matériaux que nous publions.

Maladies observées dans les hôpitaux militaires français à Augsbourg, en 1809, par I. B.

Le printemps de 1809 débuta par des affections rhumatismales et catarrhales. Les maladies qui avaient régné pendant l'hiver et qu'on avait combattues avec succès par une méthode antiphlogistique et des saignées répétées, prirent alors un caractère nerveux prononcé. La coqueluche fut aussi fréquente chez les enfans que les affections hystériques le furent chez les femmes. Les accouchemens laborieux et les avortemens qui se rencontrent assez souvent à Augsbourg, devinrent plus communs. Plusieurs hommes dans la force de l'âge, de vingt-six à trente-six ans, furent frappés d'hémiplégie.

Je fus chargé, au commencement de la

campagne de 1809, du service à l'hôpital militaire français établi à l'Arbeitshaus. Déjà, dans le mois de mai, plusieurs malades y furent atteints du typhus; quelques officiers de santé en moururent à la même époque.

Les fumigations muriatiques faites avec une exactitude scrupuleuse, les nombreux ventilateurs que je fis pratiquer dans cet établissement, et les mesures de propreté les mieux observées qui l'avaient fait choisir de préférence pour les soldats de la garde, ne purent empêcher que la mortalité, pendant les mois de juin et juillet, n'y fût portée à un septième des malades. C'est ici, comme dans beaucoup d'autres circonstances semblables, que nous avons cru observer que la force et l'intensité de la contagion du typhus sont en raison de la force et de la vigueur de l'âge, ainsi que du nombre des malades. Sa violence semble s'accroître même jusqu'à un certain degré, en passant par un certain nombre d'organisations robustes comme celles des soldats.

D'autres médecins nous paraissent constater cette opinion par des observations analogues.

Dans le mois de juin on amena à l'hôpital des prisonniers autrichiens malades. Plusieurs d'entre eux étaient couverts de pétéchies dès leur entrée dans les salles; la faiblesse et la stupeur de ces malades semblaient augmenter encore par le repos. A peine portés dans leur lit, un état léthargique ne leur laissait pour ainsi dire d'autre signe de vie que le mouvement de la respiration avec un pouls faible, lent et petit. Un grand nombre périssaient dès le premier jour de leur arrivée à l'hôpital, d'autres le second et le troisième jour, et dans ce cas, quelques-uns avec des parotides.

A la même époque, deux médecins dans le service des hôpitaux militaires furent enlevés par le typhus. M. Breiting, qui avait déjà éprouvé cette maladie en 1805, dans des circonstances semblables, durant la campagne d'Autriche, succomba cette fois vers le huitième jour de la maladie (1). M. Lefebure, qui avait eu la fièvre jaune à Saint-Domingue, et avait traité la peste à Odessa, mourut également du typhus peu de jours après le premier.

Le mois d'août changea la forme des maladies régnantes, sans que l'épidémie perdît son caractère principal. Les dysenteries, avec des déjections sanguinolentes copieuses, presque au début, et des douleurs rhumatismales générales avec un abattement extrême, succédèrent au typhus. La mortalité commença à diminuer, mais malheureusement, trop de malades que les secours de la médecine avaient sauvés de la maladie aiguë, succombèrent plus tard par suite des diarrhées chroniques. Les circonstances dans lesquelles les malades se trouvent dans les hôpitaux militaires, les fautes de régime que les convalescens y commet-

(1) Dans cette occasion, S. M. l'Empereur Napoléon, en revenant de la campagne d'Autriche en 1809, daigna donner des témoignages de bienveillance à la veuve de M. Breiling, et lui accorda une pension de 600 francs.

tent si fréquemment, malgré la surveillance la plus exacte, y rendent chroniques les dysenteries, qui enlèvent alors peut-être autant d'individus que le typhus même.

Pendant l'automne, les fièvres nerveuses redevinrent les maladies dominantes. Ce qui distingua principalement les fièvres de cette époque, ce fut la fréquence des complications gastriques et la disposition des malades à contracter, pendant la période de leur convalescence, des fièvres intermittentes. C'est à cette époque également que des maladies exanthématiques parurent sous différentes formes. C'est ainsi que les éruptions miliaires augmentèrent à mesure que les complications rhumatismales des fièvres nerveuses se dissipèrent, et que plusieurs exemples d'une variole confluente et d'un pemphigus aigu s'offrirent à notre observation.

Maladies observées à Vienne par J. C. G.

Les maladies qui régnaient à Vienne pendant la campagne de 1809 étaient semblables, sous quelques rapports, à celles qui régnaient à Augsbourg à la même époque. Ce ne fut pas tout à coup que la contagion du typhus se montra dans les hôpitaux militaires ; les maladies au commencement n'avaient aucun caractère déterminé ; elles ne formaient, ainsi que le dit M. *Schnurrer* dans son ouvrage, qu'un *agrégat* de maladies. Ce ne fut qu'après la bataille de Wagram que le typhus, dans les hôpitaux et dans Vienne, devint réellement contagieux. Dans le discours préliminaire de notre traduction de Hildenbrand, nous avons indiqué les précautions que nous prîmes pour en arrêter les progrès dans l'hôpital des pères de la Charité, dont le service médical nous était confié.

La contagion ne régna pas seulement dans les hôpitaux, elle se répandit encore dans la ville et aux environs. Dans un des faubourgs de cette grande capitale, et au voisinage d'un couvent qu'on avait converti en hôpital, plusieurs individus étaient morts subitement d'une fièvre nerveuse maligne.

Deux religieux de ce couvent tombèrent malades. L'un d'eux mourut inopinément, et l'autre, dans son délire, menaça de se précipiter par les fenêtres. M. l'intendant général, instruit de ces faits, demanda un rapport au médecin en chef, qui nous ordonna de nous transporter sur les lieux, et de lui rendre compte de ce qui s'était passé. Nous découvrîmes dans notre visite, qu'on avait réuni dans les mêmes salles pêle-mêle un grand nombre de fiévreux et de blessés. Avant qu'on eût eu le temps de les séparer, plusieurs d'entre eux étaient morts du typhus. Cette maladie s'était ensuite propagée dans le couvent et dans les maisons voisines. C'est ainsi que la contagion, malgré les mesures que l'on prit pour en borner les progrès, gagna de proche en proche, et parcourut tous les endroits par où avait passé notre armée. Elle devint surtout plus violente et plus meurtrière vers la fin de l'automne et au commencement de l'hiver suivant, lorsque le froid était le plus considérable.

Maladies observées à Dantzick depuis le 1er. juin 1811 jusqu'à la fin de mai 1812, par J.-C. G.

Au commencement de 1811, un grand nombre de troupes se dirigeaient de tous les points de l'empire français et de la confédération du Rhin sur la Baltique; et la garnison de Dantzick fut portée successivement jusqu'à vingt-quatre mille hommes. Nous eûmes un grand nombre de malades à traiter dans les hôpitaux.

Dantzick, situé sur la Vistule, près de la mer Baltique, est bâti sur un terrain humide que l'art seul a pu rendre habitable, mais qui n'en est pas moins insalubre. Les vapeurs qui s'en dégagent portent leurs influences défavorables jusque dans les quartiers les plus élevés de la ville. Cependant le vent du nord y règne la plus grande partie de l'année, et la température y est rude et inconstante.

D'après l'observation des médecins de cette ville, les fièvres intermittentes et le scorbut y sont comme endémiques; cette dernière affection attaque surtout la basse classe du peuple, et paraît favorisée par l'inactivité dans laquelle les habitans vivent pendant l'hiver, dans des chambres étroites et fortement chauffées. Les rhumatismes y sont également très-fréquens.

En 1807, les dysenteries et le typhus y régnèrent d'une manière épidémique, et firent beaucoup de ravages. Depuis la peste de 1709, dont vingt-quatre mille individus furent les victimes, la mortalité n'avait pas été aussi considérable. En 1808, les fièvres d'accès furent si répandues, qu'on ne se rappelle point d'en avoir jamais autant vu. Cette maladie, si peu mortelle en elle-même, le devint par les affections graves et les hydropisies consécutives. La gale, qui était comme épidémique à la même époque, se compliquait ordinairement avec ces sortes de fièvres. L'année suivante elles furent moins communes, et la gale fut beaucoup plus rare. Enfin les années 1809 et 1810 furent remarquables par le développement d'un grand nombre de fièvres nerveuses et d'affections rhumatismales de toute espèce.

Dans le printemps de 1811 les catarrhes, les fièvres aiguës et les affections de poitrine présentaient un caractère rhumatismal. Dans la saison suivante, on vit paraître des fièvres bilieuses, et plus tard des fièvres inflammatoires qui demandaient un traitement antiphlogistique. C'est alors qu'on observa des inflammations du cerveau : elles attaquaient ordinairement les hommes les plus robustes, dont la plupart périssaient dans l'espace de deux ou trois jours, après avoir éprouvé un délire continuel.

Durant cette saison, les soldats étaient souvent de corvée aux fortifications ; ils montaient des gardes fréquentes, et faisaient l'exercice tous les jours. De grands magasins à grain situés sur la Montlaw, dont le courant insensible offre presque tous les inconvéniens d'une eau stagnante et marécageuse, servaient de casernes. Toutes ces circonstances dûrent faire naître parmi les troupes des maladies plus ou moins graves, qui du reste furent à peu près semblables à celles qui régnaient chez les habitans.

Nous n'observâmes point d'épidémie proprement dite, excepté la gale dont nous avons parlé plus bas, page 50, à la note. L'*encéphalite* était très-commune, et attaquait de préférence les jeunes gens forts, vigoureux, et surtout ceux qui étaient arrivés à Dantzick depuis quelque temps. Cette maladie débutait tout à coup, et les malades, en entrant dans les salles, se plaignaient d'une grande douleur et de pesanteur de tête; quelques-uns étaient comme une masse sans mouvement et dans un état de stupeur, avec les yeux rouges, brillans et enflammés; la peau et la langue sèches, le visage animé, le pouls dur et fréquent, le sommeil fatigant et troublé par des rêves ou par le délire. Il y en avait qui ne pouvaient point exécuter des mouvemens sans éprouver des céphalalgies horribles; d'autres qui dans la position verticale laissaient pencher leur tête en avant ou de côté, ou en arrière, comme si les muscles du cou eussent perdu leur faculté contractile.

La ressemblance que cette forme de maladie présente avec le typhus contagieux, ou la fièvre nerveuse stupide, a fait confondre ces différens états. C'est à cette occasion que M. Marcus de Bamberg dit que le typhus est toujours une *encéphalite*. Il est vrai que cette dernière affection complique souvent le typhus ; mais elle n'en constitue pas le caractère essentiel, et il y a des typhus sans *encéphalite*. Quoi qu'il en soit, nous avons rencontré fréquemment cette complication dans la constitution médicale dont nous parlons. Je ne me propose point de la décrire ici ; il nous suffit de dire que dans les nombreuses ouvertures de cadavres que nous avons pratiquées en présence de MM. Roullier, Maillard et Geisler, nous avons découvert très-souvent des signes non équivoques d'inflammation du cerveau, et même des suppurations considérables dans cet organe. Ce fut principalement dans l'hiver de 1812 que nous eûmes à traiter le plus grand nombre de ces maladies. Le froid était rigoureux, et avait été précédé par une saison extrêmement chaude.

Le typhus ne se rencontrait pas seulement avec l'encéphalite, il se compliquait encore avec l'hépatite, et d'autres affections locales. A cet égard, je ferai remarquer combien le tempérament national avait d'influence sur les maladies intercurrentes. Les Espagnols atteints de ces maladies présentaient presque tous une complication avec un état inflammatoire du foie, tandis qu'en général les individus chez lesquels on observait l'encéphalite, étaient des Polonais ou des habitans du Nord.

Je ne parle pas ici des autres maladies que nous avons observées dans les hôpitaux aux différentes époques de l'année; j'en donnerai une description détaillée dans un autre temps: qu'il nous suffise de dire, en passant, que les troupes de la première et de la seconde division s'étant mises en marche au commencement d'avril, par un temps extrêmement rigoureux, fournirent, en arrivant à Dantzick, un grand nombre de malades atteints de pleurésies et de péripneumonies violentes avec point de côté, oppression, crachement de sang, ou suppression totale de l'expectoration. Ceux qui arrivaient de bonne heure guérissaient assez promptement, si l'on avait recours à des saignées répétées, et à tout l'appareil du traitement antiphlogistique. Ceux qui arrivaient trop tard périssaient de suffocation dans les premiers jours. A l'ouverture des cadavres nous trouvions la poitrine remplie d'une matière séreuse purulente ; la plèvre, dans une grande partie de son étendue, détruite, ou réduite à l'état de fausse membrane gélatineuse, de l'épaisseur de quelques lignes ; des adhérences très-fortes entre les poumons et les parois du thorax. Le péricarde offrait également des traces d'inflammation : on voyait quelquefois les parois de sa cavité, ainsi que la surface du cœur, couvertes d'une exsudation purulente ; des carnifications et des suppurations abondantes dans les poumons.

Enfin tout l'appareil du système séreux devenait quelquefois le siége de l'inflammation. C'est ainsi qu'un fusilier du deuxième régiment d'infanterie de Hesse mourut d'un état inflammatoire qui avait attaqué les membranes séreuses du cerveau, de la poitrine et de l'abdomen. C'est ainsi que les ouvertures des cadavres des nommés Gouges, Chartrin, Vernitz et van der Moolen, morts de pleuropneumonie compliquée de péritonite, nous ont offert des altérations considérables de ces membranes.

Nous nous fussions trop écartés de notre but si nous avions décrit les maladies qui ont affligé la grande armée pendant la campagne de Russie. D'ailleurs, il faut espérer que des mains plus habiles et mieux exercées entreprendront ce travail intéressant. Déjà M. le baron Desgenettes lui-même, dans son Discours prononcé en séance publique de la Faculté de médecine de Paris, le 7 novembre 1814, a laissé pressentir qu'il pourrait bien se charger un jour de tracer l'histoire de ces maladies. A qui appartiendrait-il mieux d'en enrichir la médecine militaire ?

(G.) (B.)

Paris, 1815.

AVANT-PROPOS.

Plusieurs médecins justement estimés, tels que Hopfengærtner, Gutfeldt et Brandis, ont traité, dans ces derniers temps, des épidémies et des contagions. Cependant malgré les lumières qu'ils ont répandues sur cet objet, nous avons pensé que, considéré sous un autre point de vue, il pouvait encore être traité de nouveau avec avantage pour la science.

Néanmoins, avant de nous livrer à des considérations théoriques, nous nous sommes attachés principalement à recueillir des histoires exactes des différentes épidémies et contagions, pour les classer ensuite suivant un ordre méthodique, et comme on a coutume de le faire pour la classification de chaque partie des sciences naturelles. Nous nous sommes bornés plutôt à l'exposition simple des faits qu'à leur explication, et à cet égard, il y a une différence essentielle entre le plan que nous avons suivi et celui de nos prédécesseurs, notamment de Hopfengærtner et de Gutfeldt.

Le premier ayant trop négligé les faits particuliers, n'a pu donner qu'une théorie imparfaite ; aussi dans ce travail il est resté bien au-dessous de ce que l'on estime avec raison dans ses autres écrits, et il a généralement méconnu des vérités consacrées depuis long-temps par l'immortel Sydenham.

Le second, il est vrai, ne mérite pas les mêmes reproches que nous faisons à Hopfengærtner, parce que sa théorie ne se rapporte pas uniquement aux contagions, mais bien à la reproduction de l'organisme en général. Quoique quelques chapitres de son livre nous aient servi dans bien des cas, l'ouvrage n'en est pas moins susceptible de plus de précision, et d'un meilleur plan : beaucoup d'articles sont tout-à-fait superflus.

Nous avons adopté le plan de traitement indiqué par Brandis, parce qu'il se trouve parfaitement d'accord avec les vues lumineuses qu'il a répandues sur ce point, dans son ouvrage sur les métastases.

Ce qui distingue notre écrit de ceux dont nous avons déjà parlé, c'est que les épidémies et les contagions y sont considérées ensemble. Cette réunion est d'un grand avantage pour le traitement de ces maladies, et notamment pour celui des contagions.

Il faut convenir cependant que tant qu'on n'aura point d'histoire satisfaisante des maladies, telles qu'elles se sont offertes aux différentes époques du genre humain, et dans les diverses contrées de la terre, on n'atteindra point encore le but désiré.

Ce n'est pas à nous à parler des avantages pratiques que peut avoir notre livre: heureux si, en répandant quelque jour sur ce qui en fait l'objet, nous pouvons nous flatter d'avoir été utiles!

Tubingue, mai 1810.

DES ÉPIDÉMIES
ET
DES CONTAGIONS.

DIVISION DES MALADIES EN GÉNÉRAL.

TOUT organisme offre deux points de vue à considérer.

1°. Il parcourt depuis le premier instant de son développement jusqu'à la fin de son existence, suivant des lois rigoureuses qui lui sont particulières, une série de développemens dont l'un est la condition de l'autre, c'est-à-dire, que l'organisme n'existe point avec tous ses organes, et ses systèmes à la fois; mais dans les différentes époques de son existence, un organe se présente après l'autre, en sorte que la vitalité de cet organe est plus marquée pendant un certain temps, et jusqu'à ce que, dans la période suivante, il cède le rôle principal à un autre organe. Ces développemens, relativement à leur durée et au mode de leur succession, ne dépendent point des circonstances extérieures, du climat, de la nourriture, de la manière de vivre, etc.

La durée de ces époques, surtout pour la première période de la vie, est la même chez l'homme dans les climats les plus différens. Par exemple, celle de la grossesse est la même dans les pays les plus froids comme dans les pays les plus chauds. Celle de la puberté varie un peu davantage, mais les circonstances extérieures connues, comme la chaleur, le froid, ne paraissent point occasioner cette différence, puisque la puberté est aussi précoce chez les Samoïèdes que chez les Nègres (*). Les Groënlandais, au contraire, ne se marient qu'après la vingtième année, et les femmes parviennent souvent à l'âge de quatre-vingts ans (**). La même circonstance a lieu pour les plantes qui conservent constamment leur temps de floraison, de veille et de sommeil, dans quelque zone qu'on les transplante. Considéré sous ce point de vue, l'organisme individuel nous paraît sujet à une suite de maladies qui sont liées à des périodes déterminées de la vie, et

(*) *Klingstedt,* Mémoires sur les Samoïèdes et sur les Lapons.

(**) *David Cranz*, Historie von Grönland. *Barby*, 1766, S. 208.

qui ne reviennent point et trouvent leur guérison dans les périodes suivantes. (Ce sont les maladies de développement.)

2°. Sous le rapport de la respiration, des alimens, de la température, etc. l'organisme est en relation avec le monde extérieur. Celui-ci, suivant ses modifications différentes, agit sur l'organisme et affecte tel organe de préférence à tel autre. Cependant ces influences n'ont pas le pouvoir de changer la tendance qu'a l'organisme à rétablir ses métamorphoses déterminées. Il lutte en quelque sorte contre ces influences, et finit par les vaincre ou par succomber. Dans cette dernière circonstance, il est exposé à une seconde classe de maladies, aux maladies intercurrentes. Ces maladies peuvent se développer et se guérir par des causes extérieures connues; un seul individu, ou plusieurs à la fois, peuvent en être atteints. Mais dans ce cas elles ne présentent qu'un agrégat de maladies, et non point un tableau général d'une maladie déterminée; elles sont différentes et modifiées par l'individualité de chaque malade, et elles n'offrent dans leur cours aucune régularité fixe.

Mais si l'on considère l'organisme sous le premier rapport, non-seulement comme individuel, mais encore comme faisant partie de l'espèce humaine en général, il se présente encore une autre classe de maladies qui l'affectent, ce sont les maladies épidémiques ; elles attaquent à la fois un nombre plus ou moins grand d'individus dans lesquels la somme totale des maladies particulières représente un tableau générique. (*Morbus in genere.*)

Non-seulement l'organisme individuel, mais encore l'espèce humaine, ou une partie de cette espèce qui se trouvent liés par le même climat, par les mêmes rapports sociaux, parcourent leur développement successif d'une manière indéfinie (1). Comparée à l'organisme

(1) Veut-on se donner la peine d'examiner l'histoire du genre humain, on trouvera que le vaste système d'action, qu'on appelle la vie de l'espèce, poursuit une progression de développement lente, et qui ne devient sensible qu'après de longues époques, mais dont nous connoissons déjà quelques termes, quoique l'histoire ne nous montre qu'un très-petit bout de la carrière.......... *Sur les rapports des forces organiques entre elles dans la série des différentes organisations, ainsi que sur les lois et les conséquences de ces rapports. Par le docteur* Fr. Kielmayer. *Trad. fr. dans le Mercure étranger, n° XVIII, p.* 383.

Puisse ce savant se résoudre à publier un jour ses idées et ses méditations profondes sur presque toutes les branches de l'histoire naturelle et de la physiologie, lesquelles sont si généralement répandues, que chacun

individuel, l'espèce humaine, considérée comme un tout, diffère suivant ses différentes époques. Dans celle-ci, également, un organe ou un système d'organes se développe après l'autre, ce qui forme une existence successive dans laquelle les individus qui appartiennent à l'espèce, se trouvent dans un rapport différent avec le monde extérieur, et par-là même, sont affectés de différentes manières. En conséquence, ce développement de l'espèce, quoique lui-même ne soit ni une maladie, ni cause prochaine de maladies, contient le principe de la différence qu'on observe dans les maladies de l'espèce suivant le temps. C'est ce qui établit la constitution stationnaire. (*Constitutio stationaria.*)

De la Constitution stationnaire.

D'après ce que nous avons dit, la constitution stationnaire est beaucoup plus assujettie à l'organisme qu'elle ne dépend du *medium*

---

semble se les être appropriées! Sa doctrine s'est propagée en Europe par la voie de ses nombreux élèves, tandis que l'auteur, suivant l'expression de *Rudolphi*, est, à l'égard de cette doctrine, comme un génie supérieur qui inspire et ne paraît point. (*Wie ein unsichtbarer oberer.*) (*B.*)

ambiant, celui-ci pris dans le sens le plus rigoureux du mot. Cette observation est du moins conforme à l'expérience des plus célèbres observateurs, tels que Sydenham, Boerhaave, Van-Swieten et autres.

Le premier, malgré l'observation la plus exacte, dit n'avoir jamais remarqué que les changemens de l'atmosphère, la chaleur, le froid, la sécheresse, l'humidité, l'élasticité, la pesanteur de l'air, etc., aient eu aucune influence sur la marche de la constitution stationnaire, tandis que toutes ces circonstances en avaient tant sur les maladies intercurrentes (*). Dans cette incertitude complète sur une cause étrangère, il est forcé d'admettre une altération cachée dans l'intérieur de la terre.

Boerhaave, dans ses Aphorismes, §. 1408, regarde comme cause des différentes constitutions, plutôt un changement inexplicable dans certaines exhalaisons qu'une variation connue dans le *medium ambiant*. Dans le commentaire de ce paragraphe, Van-Swieten dit avoir observé pendant dix ans consécutifs, chaque jour, les variations du baromètre et

(*) *Thomæ Sydenham*, Opuscula. Amstelodami, M. DCLXXXIII, Sect. 1, Cap. 2, Epistola resp. 1, ad. R. Brady, pag. 357.

du thermomètre, non moins que la direction des vents et la quantité de pluie, sans avoir reconnu la moindre influence de la part de ces changemens sur le cours des maladies épidémiques ; mais que ces changemens produisaient seulement les maladies intercurrentes.

Chaque constitution stationnaire communique son caractère principal à toutes les maladies intercurrentes qui surviennent pendant qu'elle règne. Elle exerce encore son empire sur les épidémies qu'elle modifie, non-seulement par rapport à leur nature et à leur durée, mais encore relativement à la possibilité qu'elle possède de leur donner naissance. Dans toute communication des contagions de dehors et dans toutes les circonstances extérieures propres au développement des maladies épidémiques, la constitution stationnaire n'est jamais dérangée dans sa marche, à moins que celles-ci, par leur nature, ne correspondent à l'époque déterminée du développement de l'espèce.

Rapport de la Constitution stationnaire avec la Constitution annuelle.

La durée d'une seule constitution stationnaire

peut se prolonger au-delà de quelques années, mais pendant cet intervalle, elle offre des modifications différentes d'après les différentes saisons.

La constitution annuelle, ou le génie annuel (*genius annuus*), embrasse tous les phénomènes des organismes sains et malades qui se présentent dans l'espace d'un an. Les changemens qui se répètent chaque année dans l'organisme humain se rapportent principalement à la prédominance alternative du système pulmonaire et du système artériel d'un côté, du foie et des veines de l'autre.

Comme la respiration plus parfaite dans l'hiver donne lieu à une oxidation et à une coagulabilité plus grande du sang, à une plénitude du pouls plus considérable, ainsi qu'à une digestion plus forte ; de même toutes les maladies qui surviennent à cette époque, offrent cela de commun, que les organes de l'irritabilité sont principalement affectés. C'est ainsi que les inflammations du poumon et autres maladies inflammatoires sont alors plus fréquentes. C'est ainsi que les péripneumonies en général se jugent alors par des crachats purulens. (*Sputa purulenta.*)

Les maladies catarrhales forment alors le passage à celles qui règnent jusqu'au mois de juin. Les maladies de cette époque se terminent ordinairement par des sueurs. Tel est, par exemple, le typhus non putride. Le canal intestinal, ainsi que l'organe cutané, participent également aux maladies de cette saison. La terminaison de ces maladies est le plus souvent marquée par des fièvres intermittentes.

A mesure qu'on avance vers l'été, le foie et le système de la veine-porte deviennent pour l'organisme des systèmes plus importans, parce que c'est par leur secours que se fait la décarbonisation du sang. Ce phénomène normal imprime aussi aux maladies de cette saison, son caractère particulier. Le pouls devient petit, la sérosité du sang jaunâtre, la bouche pâteuse, la soif est plus considérable que la faim, le corps est pesant; les maladies se terminent par des évacuations critiques du canal intestinal. Dès le commencement, on éprouve une douleur obtuse et un sentiment de plénitude vers la région épigastrique. Au mois d'août, le génie de ces maladies devient bilieux; mais après cette époque, il se manifeste de nouveau un état semblable à celui des maladies du printemps. Les fièvres rémittentes et intermittentes reparaissent, et l'organe cutané redevient le siége où s'opèrent les crises de ces maladies. L'érysipèle est bien aussi fréquent dans l'automne que dans le printemps; mais son traitement est différent dans ces deux saisons.

Dans les derniers mois de l'automne et dans les premiers mois de l'hiver, la constitution atrabilieuse est prédominante: elle se trouve avoir été favorisée par la période du système de la veine-porte. A mesure que la prédominance antérieure de la vitalité des autres organes diminue, les gros intestins, et principalement l'épiploon, le mésentère, jouent encore un rôle important jusqu'à ce que, après un court sommeil de l'hiver, l'organisme reprenne une nouvelle existence et recommence son cercle accoutumé.

Il est probable que les changemens qui surviennent dans le cours d'une année, sont moins le produit immédiat des différentes températures des saisons, que le résultat d'une cause plus cachée, puisque les maladies annuelles, dans nos climats, observent une marche successive plus rigoureuse que celle des températures. D'ailleurs, dans d'autres climats, qui n'offrent presque aucune différence dans les saisons, du moins qui n'éprouvent presque point de variations quant aux vents et au baromètre, et dans lesquels le thermomètre de Farenheit ne varie guère, entre 72° et 86°

dans le cours d'une année, on observe, malgré cette uniformité dans la température, la même succession des maladies. Au commencement de l'année ce sont des maladies inflammatoires du poumon; dans les mois de mai et juin, des fièvres nerveuses; et plus tard, des dysenteries. Il est vrai que dans ces contrées, il y a tour-à tour des temps secs et pluvieux; et cependant la dysenterie n'y est pas plus fréquente dans la saison pluvieuse; et si les pluies surviennent avant l'époque ordinaire, cette maladie ne s'y montre pas pour cela d'une manière plus particulière (*). Maintenant, si c'est une des propriétés de la constitution stationnaire régnante de correspondre à une des époques de l'année, cette époque sera celle principalement dans laquelle cette maladie se présente dans toute sa force. Par exemple, si la constitution stationnaire est inflammatoire, son influence se fera surtout remarquer à la fin de l'hiver et au commencement du printemps, par la fréquence des inflammations pulmo-

---

(*) *S. Wilhem Hillary* Beobachtungen über die verænderungen der Luft und die damit verbundenen epidemischen krankheiten auf der Jnsel Barbados, u. s. w. Aus dem Englischen von Ackermann. *Leipzig*, 1776. die Geschichte des Jahrs, 1754.

naires, etc.; mais cette influence ne se borne point à cette saison de l'année, car on en trouve plus ou moins des traces dans d'autres. Les maladies conservent alors, il est vrai, quelques symptômes du génie annuel; mais leur nature essentielle reste la même, surtout pour les fièvres continues.

Dans une constitution inflammatoire, ce caractère ne disparaît point avec le printemps; il est seulement plus difficile à reconnaître, parce que d'autres organes dans lesquels le caractère inflammatoire est moins marqué que dans les poumons, sont principalement affectés dans le cours de l'année.

La même chose a lieu dans une constitution gastrique. Elle se montre surtout dans l'été par la fréquence extraordinaire de la dysenterie et autres maladies analogues; mais dans d'autres saisons de l'année, son influence se fait encore remarquer (*). Les fièvres continues qui surviennent pendant cette saison, se présentent avec un mal de tête particulier, ne se jugent point par les sueurs, ne comportent point de remèdes cardiaques, si la dysenterie n'en a point indiqué, et se compliquent facilement avec des aphtes. Mais si une constitution sta-

(*) *Sydenham*, Sect. IV, Cap 4.

tionnaire est suivie d'une épidémie considérable, celle-ci peut se soustraire tout-à-fait à l'influence du génie annuel, et régner, une grande partie de l'année, sans éprouver aucun changement, comme c'est arrivé dans l'épidémie décrite par Sims (*). Elle parut dans l'été de 1771, et ne subit aucune modification de la part de l'hiver le plus rigoureux pendant lequel elle continua à régner. Dans cette saison, comme dans le printemps suivant, elle n'offrit pas le moindre caractère d'inflammation, et durant son cours elle fut toujours la même de ce qu'elle était au commencement de l'été.

DES MALADIES ÉPIDÉMIQUES.

Ce qu'on entend par maladies épidémiques.

Les maladies sont épidémiques, lorsque dans un temps déterminé, elles attaquent à la fois un grand nombre d'individus de la même espèce, vivant dans les mêmes circonstances, et lorsque dans leur marche générale, elles représentent un tableau commun et analogue à

(*) *Jakob Sims* Bemerkungen über epidemische Krankheiten. Aus dem Engl. von Joh. Wilh. Moeller. *Hamburg*, 1788, p. 113.

celui qu'offre la même maladie considérée chez un seul individu quand elle n'est point mortelle. (*Morbus in genere.*)

Ce dernier terme de la définition que nous venons de donner des maladies épidémiques, n'a jamais été énoncé de cette manière dans aucune définition de ces maladies depuis Hippocrate jusqu'à nous ; cependant il est nécessaire de l'adopter, si l'on veut distinguer les maladies intercurrentes des maladies épidémiques.

Les maladies intercurrentes peuvent aussi attaquer à la fois, dans un temps déterminé, un grand nombre d'individus, sans avoir les autres caractères des maladies épidémiques. Par exemple, les habitans d'une ville se trouvant exposés, dans un rassemblement public, à l'influence d'une température froide le soir, sont atteints le lendemain de catarrhes, de maux de gorge qui deviennent généraux ; ou bien des soldats, sous l'influence des variations de la température et des fatigues de la guerre, couchant en plein air et mouillés par la pluie, éprouvent peu de jours après la dysenterie, ainsi que Pringle l'a observé. Dans ces deux cas, les maladies ne sont point épidémiques ; car, relativement à leur marche, à leur durée, etc., elles n'ont aucun rapport avec les épidémies ni avec d'autres maladies. Dans les exemples que Pringle a rapportés, il remarque expressément que les maladies des divers individus n'ont offert dans leur durée aucun caractère général, et qu'elles ne formaient qu'une réunion d'un grand nombre de maladies individuelles (*).

Sydenham (**) assure, au contraire, que dans la dysenterie qui régnait à Londres, en 1669, les malades, au commencement de l'épidémie, furent attaqués d'une fièvre violente, d'un prompt abattement des forces et de douleurs extraordinaires du ventre, et que la maladie se dissipait sans de grandes déjections alvines. Dans une période plus avancée de l'épidémie, la maladie débutait par des déjections copieuses; la fièvre et les douleurs étaient peu considérables, et l'on pouvait administrer l'opium dès l'invasion de la maladie avec toute sécurité, sans avoir égard à l'état fébrile.

Sydenham fait l'application de ce que nous venons de dire de la dysenterie à toutes les

---

(*) *Johann Pringle* Beobachtungen über die Krankheiten der armee, übersezt von Brande. *Altenburg*, 1772, p. 295.

(**) a. a. O. Sect. IV, Cap. 3.

maladies épidémiques en général. Il dit avoir remarqué que leur nature au commencement est subtile et difficile à reconnaître, mais que par la suite elles deviennent matérielles et reconnaissables par l'état des humeurs. C'est-à-dire que toutes les maladies épidémiques au début se manifestent par le trouble de la sensibilité, la fièvre, des douleurs et les lésions des fonctions en général, et qu'ensuite elles se fixent dans des organes particuliers, et finissent par produire quelque changement ou quelque altération dans les sécrétions, de même que cela arrive dans la maladie considérée chez un individu, laquelle débute par la période d'ébullition, d'orgasme et de fièvre, et passe ensuite à celle d'éruption, de crise et de sécrétion. Il ne serait pas difficile de démontrer que ce principe que Sydenham a exposé le premier, est applicable à toutes les épidémies qui ont été décrites par les autres auteurs.

La fièvre éphémère britannique avait paru épidémique à cinq époques différentes dans l'espace de soixante-dix ans. On remarqua que dans les dernières époques, elle avait été moins promptement mortelle ; la première fois qu'elle se manifesta, les malades succombaient dans les premières heures, tandis que dans les dernières épidémies, il mourait beaucoup moins de monde dans le premier accès(*).

La mort noire, sorte de maladie pestilentielle qui se répandit en Europe pour la première fois en 1348, se manifesta, d'après le rapport d'André Gallus (**), dans les deux premiers mois, comme une inflammation des poumons qui était si violente, que les malades ne pouvaient avaler rien de solide ni de liquide. Cette maladie était mortelle dans l'espace de trois jours, et personne n'en pouvait réchapper. Dans les périodes suivantes de l'épidémie, il survenait des bubons aux aines et aux aisselles, et alors la maladie était moins violente et moins meurtrière.

Dans la peste qui ravagea Marseille, on mourait au commencement avec une promptitude extrême, et sans aucun signe qui pût faire reconnaître cette maladie (***) : c'était une affection générale du système nerveux et vasculaire, qui enlevait les individus avant que la maladie se manifestât sur tel ou

(*) *Van Swieten* in seinen Commentarien zu *Boerhaave's* Aphorismen 10, Band über die Pocken.

(**) *Johann. Schenk à Grafenberg*, Observat. med. *Francofurt.* MDCIX, p. 858.

(***) Mead Opera omnia, *Parisiis*, 1757, pag. 130.

tel organe, et prît un caractère déterminé (1).

Antrechau (*), dans la description qu'il nous a donnée de la peste de Toulon, laquelle parut à la même époque, dit que la maladie, après avoir régné quelque temps, quoique le nombre des malades fût plus considérable, était mieux caractérisée, que les bubons se développaient d'une manière plus facile et plus régulière, et que le nombre des morts

(1) Les *dépôts* ou les éruptions extérieures, surtout les *bubons* et les charbons ou *anthrax*, ont été regardés comme les signes les plus décisifs de la peste : mais ces signes ne s'y trouvent pas toujours; elle fait le plus souvent périr les malades sans qu'il paraisse d'éruption au dehors. Les bubons et les charbons sont à la vérité des produits de la peste; mais ordinairement ils n'arrivent pas d'abord, surtout quand la peste jette promptement les malades dans un abattement extrême : ils ne marquent donc pas toujours la présence de cette maladie; cependant ils sont suffisans pour caractériser sûrement une épidémie pestilentielle : de là vient qu'on les a regardés comme les signes les plus décisifs de la peste, quoiqu'ils n'arrivent pas à la plupart de ceux qui en sont vivement attaqués, et qui en périssent en peu de jours, ni même à tous ceux qui n'en sont frappés que légèrement et qui en échappent. (*Clerc*, de la Contagion de sa nature, etc. *Pétersbourg*, 1771.) (*G.*)

(*) P. 130.

était moins grand. Chenot (*) remarque également que la peste, lorsqu'elle se manifeste dans un endroit, est plus promptement mortelle au début, et que dans les périodes suivantes elle devient moins violente, et se termine plus fréquemment par des bubons.

Pugnet (**), dans la description de la peste qui régnait au Caire en 1800, assure que vers la fin de l'épidémie, presque tous les malades se rétablissaient, malgré les méthodes les plus opposées de traitement, tandis qu'ils mouraient presque tous au commencement.

La maladie connue sous le nom d'*influenza*, qui, en 1782, se répandit du fond de l'Occident, et parcourut toute la partie septentrionale de la terre, parut à Saint-Pétersbourg avec un caractère particulier qui s'était d'abord développé en Allemagne. Par exemple, à Pétersbourg, cette maladie exigeait, comme traitement le plus approprié à sa nature, l'usage répété de petites doses d'ipécacuanha

---

(*) Adami Chenot Tractatus de Peste. Vindobonæ, MDCCLXVI, p. 30.

(**) Mémoires sur les Fièvres de mauvais caractère du Levant et des Antilles, avec un aperçu physique et médical du Sayd, et un essai sur la topographie de Sainte-Lucie, par F. F. Pugnet. *Paris* et *Lyon*, 1804.

et de rhubarbe (*), tandis qu'à Cassel, à la même époque, et pendant les mois d'avril et mai, qui étaient assez froids, la crise de cette maladie avait lieu par les vomissemens (**).

Autenrieth a fait sur les différentes époques d'une épidémie, et surtout sur le traitement de l'angine membraneuse, des observations de la plus grande importance. Il en résulte que la meilleure méthode à suivre ne consiste, d'après les expressions de l'auteur, qu'à provoquer, dans l'espace de quelques jours, le même développement que la maladie aurait acquis par la suite dans un espace de temps plus long (***) (1).

(*) Goettingische gelehrte Anzeigen, 42 stück, 1782.

(**) *Baldinger*, Neues Magazin für Aerzte. 5. ter Bd. 3 tes stück.

(***) S. Versuche für die praktische Heilkunde von Prof. J. H. F. Autenrieth. *Tübingen*, 1807, 1 Bd., I. Heft. S. 103.

(1) Pendant mon séjour à l'Université de Tubingue, j'ai été témoin des succès que le P. Autenrieth a obtenus de son traitement ingénieux dans l'épidémie de Croup, qui régnait alors (dans le printemps de 1807) dans cette ville, et dans plusieurs autres provinces voisines. Ce traitement consistait à établir, vers le bas-ventre, des points de dérivation, et à provoquer chez l'individu le développement d'une disposition aux maladies de la constitution automnale : c'est ainsi qu'il employait des lave-

Dans l'épidémie de fièvre jaune qui parut à Philadelphie, en 1793, Rush a fait la remarque que la maladie, depuis le commencement

---

mens avec le vinaigre, et qu'il donnait le mercure doux jusqu'à trente grains, dans l'espace de vingt-quatre heures, à des enfans de quatre à six ans. Ces moyens produisirent les effets les plus avantageux, dans des cas même où la maladie permettait à peine de rien espérer. Des selles extrêmement fétides et noires, qui résultaient de cette méthode, étaient, en général, un des signes les plus favorables ; le pouls devenait alors moins fréquent et plus développé ; la respiration, auparavant rauque et sifflante, était plus libre, et il se faisait une sécrétion abondante d'une substance muqueuse épaisse, que les malades rendaient en toussant ou en vomissant, sans douleur dans le larynx, lequel était si sensible avant, que l'enfant, presque suffoqué, y portait continuellement ses mains. Ce mal attaquait, de préférence, les enfans les plus robustes et les garçons plutôt que les filles. Ils conservaient, pendant le court intervalle de la maladie, leur couleur et leur embonpoint ordinaires, et devenaient pâles et maigres, avec une déperdition considérable de forces, dès les premiers jours de leur convalescence. Rarement, malgré la quantité considérable de mercure employé, observait-on des symptômes de salivation : elle avait lieu cependant quelquefois, mais ce n'était que chez ceux qui avaient quelque disposition scorbutique. Mais quels que soient les heureux résultats obtenus de ce traitement, même dans les cas les plus graves, ce serait mal à propos qu'on voudrait regarder

de juillet jusqu'à la fin de septembre, avait une marche plus accélérée et plus variable qu'après cette époque, où elle offrit plus de régularité (*). Gonzalez (**) a également observé dans celle qui régna à Cadix, en 1800, que dans la seconde période, il était beaucoup plus commun de voir la maladie se terminer favorablement par l'ictère, et céder plus faci-

---

le mercure doux comme un spécifique de cette maladie, car ses succès sont dus aux caractères que l'épidémie a offerts à cette époque; et plus tard, c'est-à-dire dans l'été de la même année, Autenrieth avait abandonné le mercure doux pour recourir au soufre doré d'antimoine, qui lui parut préférable dans cette constitution. (*B.*)

(*) Beschreibung des gelben Fiebers, welches im Jahr, 1793, in Philadelphia herrschte, von *B. Rush.* Aus dem Engl. übersezt und mit einigen Zusæzen begleitet von P. F. Hopfengærtner und J. H. F. Autenrieth. *Tübingen*, 1796, p. 100.

(**) Don Pedro Maria Gonzalez über das gelbe Fieber welches im Jahr 1800 in Kadiz herrschte und über die zwekmæsigsten Schuzmittel gegen dasselbe und andere anstekende Krankheiten. Beygefügt Don Juan Manuel de Arejula kurze Darstellung des gelben Fiebers, welches im Jahr 1803 zu Malaga herrschte, nebst dessen Denkschrift über die salzsaure Ræucherungen. Aus d. Spanischen von D. Wilhelm Heinrich Borges. *Berlin*, 1805.

lement au quinquina que dans la première période.

On pourrait accumuler ici un grand nombre d'exemples qui prouvent combien il est difficile, même pour les médecins les plus habiles, de déterminer au commencement d'une épidémie, soit de peste, soit de fièvre jaune, ou de toute autre fièvre contagieuse grave, son caractère particulier, par la raison qu'au début ces maladies n'ont point de siége fixe, et qu'elles n'offrent aucun symptôme pathognomonique. Cependant la dysenterie contagieuse qui régnait à Nimègue, en 1736, paraît en contradiction avec cette loi générale. Au rapport de Degner (*), cette maladie, quoique dangereuse au commencement, offrait des symptômes plus graves dans ses périodes plus avancées. Mais cette contradiction apparente ne fait que confirmer davantage ce que nous avons dit; car l'épidémie considérée en général avait la plus parfaite ressemblance avec la même maladie envisagée dans chaque individu. Dans l'un et l'autre cas la diarrhée survenait

(*) Joh Hartm. Degneri Historia medica de dysenteria biliosa contagiosa quæ MDCCXXXVI. Neomagi et in vicinis pagis epidemice grassata fuit. *Trajecti ad Rhenum*, 1738, §. 34.

au commencement et se terminait ensuite par des affections chroniques du tube intestinal, et par des cachexies générales. Néanmoins, au début de la maladie, il n'y avait presque point de fièvre; mais les selles passaient par tous les degrés jusqu'à l'état cadavéreux, et le pouls devenait alors intermittent, le délire se manifestait. Si vers le troisième jour l'inquiétude du malade augmentait, et si le ténesme accompagnait les déjections alvines, c'était un signe favorable. Enfin cette maladie ne débutait point par un mouvement d'ébullition, mais les sécrétions étaient perverties, et il survenait une fièvre qui, comme le dit Degner, était une maladie de matière, et non une maladie dynamique (*morbus materiæ non morbus motûs*).

Cette ressemblance parfaite de l'épidémie en général avec la maladie considérée chez l'individu est d'autant plus curieuse, que l'on retrouve un phénomène semblable dans les plantes et dans les animaux, ainsi que le professeur Kielmayer l'a démontré depuis plusieurs années, dans ses leçons sur la zoologie générale. Par exemple, dans un arbre chaque feuille représente en petit l'arbre entier (1).

(1) Ce n'est ici, au lieu d'un fait, qu'une comparaison. La maladie d'un individu est, à l'épidémie géné-

Jusqu'ici les maladies épidémiques et les maladies primitivement contagieuses qui règnent épidémiquement, telles que la peste, la fièvre jaune, la petite-vérole, etc., ont été considérées ensemble. Mais il nous reste à déterminer si elles sont différentes, et doivent être distinguées les unes des autres.

Pour appuyer cette distinction, d'une épidémie simple, de celle qui se communique en même temps par une contagion primitive, Gutfeldt et Hopfengärtner, en dernier lieu, ont allégué des raisons qui nous paraissent insuffisantes. Gutfeldt (*) prétend que les maladies épidémiques qui ne se répandent point par

---

rale à laquelle cette maladie appartient, comme une feuille est à l'arbre entier qui la porte. On suppose que la feuille contient en petit toutes les parties de l'arbre dont elle dépend. C'est ainsi que, par abstraction, j'ai considéré les virus contagieux, lorsque j'ai dit, dans ma traduction du *Typhus* (Discours préliminaire, page XVII) : « Ils sont en quelque sorte un extrait de la maladie qui les forme; c'est une représentation en petit des phénomènes de cette maladie, lesquels se reproduiront, lorsque les virus, introduits dans un corps sain ou déjà malade, pourront y prendre racine et s'y développer sans obstacle. (*G.*) »

(*) Einleitung in die Lehre von den ansteckenden Krankheiten und Seuchen. Von D. A H. F. Gutfeldt Neue Auflage. *Leipzig*, 1809, p. 91.

une contagion préalable, sont différentes de celles qui se propagent par contagion, en ce que celles-ci n'affectent que les organes de la reproduction (1), tandis que celles-là sont de plus des maladies de sensibilité et d'irritabilité comme les fièvres. Mais si l'on considère que beaucoup de maladies contagieuses ont leurs crises par les sueurs, sans apparition d'aucun exanthème, et garantissent d'une seconde infection, et qu'en outre dans ces maladies les mouvemens fébriles, dans les premières périodes, sont aussi essentiels que les changemens qui surviennent ensuite dans les organes de reproduction, on verra qu'à cet égard, il n'y a point de différence entre ces maladies et celles qui ne sont point primitivement contagieuses.

Les raisons que donne Hopfengärtner (*) pour établir la distinction de ces maladies, sont en contradiction avec l'histoire des maladies primitivement contagieuses. Il y a deux

---

(1) Il faut entendre ici, par organes de la reproduction, tous ceux qui concourent à la nutrition et à l'assimilation. (*G.*)

(*) Beytræge zur allgemeinen und besondern Theorie der epidemischen Krankheiten. Von Ph. Fr. Hopfengærtner. *Frankf.* und *Leipzig*, 1795, p. 11.

raisons principales sur lesquelles cet auteur fonde son opinion. La première, c'est que pour les maladies épidémiques, il existe une cause générale capable de les répandre, tandis que pour les épidémies des fièvres primitivement contagieuses, la contagion seule suffit. Mais l'expérience contredit cette opinion. La variole, du temps de Sydenham, n'a jamais disparu tout-à-fait de Londres, il en existait toujours des cas sporadiques, et cependant cet auteur n'a observé de petites-véroles épidémiques qu'à certaines époques. A cet égard, il existe une observation plus frappante encore, et que nous devons au docteur Sims (*). Il a décrit une épidémie varioleuse qui, vers la fin de l'année 1766, et pendant le printemps de l'année suivante, avait fait des ravages extraordinaires.

Cette épidémie avait paru l'année précédente sur la côte orientale de l'Irlande, et s'était répandue vers l'Occident avec une marche si régulière, qu'on pouvait d'avance désigner les lieux où elle devait paraître. Aucune circonstance étrangère, telle que la marche des militaires, dont beaucoup avaient la variole, n'avait eu aucune influence sur les progrès et la direction de cette épidémie. Quoique la conta-

(*) a. a. o., p. 23.

gion eût été portée plus loin vers l'Occident, dans l'été de 1766, et bien que cette variole fût très-maligne, et peut-être plus propre par-là à répandre la contagion, aucun habitant de ces provinces ne fut atteint de la maladie avant qu'elle eût parcouru les espaces intermédiaires. Il est vrai qu'alors elle fit des ravages d'autant plus grands qu'elle ne s'était pas montrée dans ce pays depuis plusieurs années, et qu'un plus grand nombre d'individus venus au monde dans cet intervalle n'avaient pas encore eu la petite-vérole.

La peste présente un phénomène tout-à-fait semblable. Orræus (*) assure que lorsque les troupes eurent quitté Challas, la peste s'y manifesta, et quoiqu'elle eût déjà frappé plusieurs soldats du corps d'armée, elle se dissipa à mesure qu'ils s'éloignaient de cette ville. Cependant un mois après leur arrivée à Jassy, la peste parut dans cette ville, et se répandit très-loin. Diemerbroeck (**) et Chenot (***)

(*) Gust. Orræi Descriptio Pestis quæ anno MDCCLXX in Jassia et MDCCLXXI in Moscua grassata est. *Petropoli* MDCCLXXXIV.

(**) Isbrandi de Diemerbroeck, Tractatus de Peste, lib. IV, histor. CXX.

(***) a. a. o., p. 43.

ont vu des malades atteints de la peste sporadique la communiquer à des personnes qui étaient en commerce avec eux, mais ne pas la répandre d'une manière générale (1).

Il en était à peu près de même de la fièvre jaune de Livourne. La maladie y fut portée immédiatement de l'Amérique; ceux qui en furent attaqués les premiers l'avaient d'une manière si caractérisée, que Brignole n'hésita point de déclarer sur-le-champ que c'était la fièvre jaune. Sa marche fut si rapide au commencement, que les malades succombaient souvent dans les quarante-huit heures (*). Néanmoins la maladie n'avait pas encore pris le caractère d'une épidémie complète. Sur 54,000 habitans, il n'en mourut que 711, quoique l'hôpital fût situé dans un lieu très-défavorable, qu'on fît des processions sans nombre, et que les mesures sanitaires fussent fort mal observées (**). La maladie ne se répandit pas plus

---

(1) Fallinus, Joubert, Mathias Unzer, etc., citent plusieurs exemples de fièvres pestilentielles qui ont attaqué les membres d'une seule famille sans devenir épidémiques. (*B.*)

(*) Allgemeine Zeitung, 4. merz 1805 u. ff. Blätter.

(**) Medizinische Beobachtungen über die in Livorno herrschende Fieberkrankheit von Gaëtono Palloni,

loin, et ne parvint même pas jusqu'à Pise, qui n'est éloigné de Livourne que de deux lieues, tandis qu'en Espagne elle se porta à des distances considérables, et se répandit dans Cordoue et dans toute l'Andalousie (*).

La seconde raison à laquelle Hopfengärtner (**) attache le plus d'importance, c'est que les maladies intercurrentes sont modifiées par les maladies épidémiques, tandis que celles qui sont primitivement contagieuses, même lorsqu'elles règnent d'une manière épidémique, n'ont pas la même influence sur ces maladies, et qu'elles sont plutôt modifiées elles-mêmes par d'autres maladies épidémiques qui règnent en même temps. Ceci est en contradiction évidente avec l'expérience des observateurs les plus dignes de foi, tels que Sydenham, Huxham, Rush, etc. C'est d'après leurs observations qu'on établit cette vérité générale, savoir: *que le caractère général de toutes les maladies épidémiques est de modifier les maladies intercurrentes qui règnent à la même époque.*

Relativement aux maladies épidémiques

---

a. d. Italienischen von D. Rœmer und Zwingli. *Zürich*, 1805, p. 45.

(*) Allgemeine Zeitung. 20. dec. 1804.

(**) a. a. o., p. 9.

contagieuses, Sydenham dit qu'il y en a une qui prédomine toujours sur les autres lorsqu'elles règnent en même temps (*). Ce principe s'applique surtout aux maladies qui paraissent dans l'équinoxe d'automne : elles impriment leur caractère à celles qui surviennent dans le cours de l'année. Par exemple, si à cette époque la variole est la maladie régnante, les fièvres qui se manifestent ensuite offrent un caractère inflammatoire comme celui de la variole : elles débutent de la même manière, elles ont des phénomènes semblables, abstraction faite cependant de l'exanthème et des symptômes immédiats qui accompagnent la petite-vérole, mêmes dispositions aux sueurs, à la salivation, etc. Enfin, il existe entre la variole et la fièvre de la constitution, des rapports analogues à ceux que l'on rencontre entre les fièvres dysentériques et la maladie principale d'une constitution gastrique.

En effet, durant l'épidémie de petite-vérole qui reparut régulièrement pendant trois années consécutives, depuis 1667 jusqu'en 1669, les fièvres continues avaient évidemment les caractères de la variole. Au début, c'étaient des cardialgies, des frissons, des céphalalgies,

(*) a. a. o., Sect. I, Cap. 2.

des douleurs plus ou moins considérables le long de l'épine du dos, enfin les mêmes symptômes que dans la variole, même état de la langue, même disposition à des sueurs symptomatiques, et apparition des pétéchies, si la maladie n'était pas traitée par une méthode aussi rafraîchissante que pour la petite-vérole, mêmes crises par la salivation. Dès que cette épidémie varioleuse eut disparu, la troisième année, on ne remarqua plus les fièvres dont nous venons de parler; on ne pouvait pas dire néanmoins que ces maladies fussent des fièvres varioleuses sans éruption, car Sydenham remarque qu'elles avaient attaqué indistinctement tout le monde, mais principalement les adultes, quoiqu'ils eussent eu la petite-vérole. Néanmoins dans les cas où l'on rencontrait la variole, laquelle toutefois ne jouait point un rôle principal, on n'observait point ces sortes de fièvres. Au contraire, les fièvres varioliques observées par Burserius se manifestaient moins pendant les épidémies de petite-vérole qu'après l'inoculation (*). Il dit aussi expressément de ne pas confondre la maladie qu'il a décrite avec celle mentionnée par Sydenham.

(*) Institutiones Medicinæ practicæ, quas auditoribus prælegebat J. Bl. Burserius de Kanilfeld. Ed. nov. *Lips.* vol. II, §. CCXCVII, und §. CCCII.

Huxham a décrit une semblable fièvre variolique (*). Il parle d'une épidémie de petite-vérole qui parut en 1740, à une époque où il régnait beaucoup de fièvres putrides. Mais la variole fut tout-à-fait bénigne, et n'éprouva aucune espèce de modification de la part de ces fièvres, tandis que, au contraire, les malades atteints de fièvre putride qui étaient couverts de vésicules remplies d'une matière ichoreuse, furent soulagés, et que dans cette fièvre, comme dans la petite-vérole confluente, il se manifesta vers le onzième jour une diarrhée critique, qui, lorsqu'elle ne venait point naturellement, pouvait être provoquée avec avantage par les moyens de l'art. Cette fièvre avait cela de particulier, que vers la fin, l'application des vésicatoires occasionait une sécrétion extraordinaire de matière. Cela n'empêche pas cependant que les petites-véroles lorsqu'elles règnent épidémiquement, et dans une saison qui ne se trouve guère en rapport avec leur nature, elles ne puissent éprouver des modifications de la part des épidémies et des maladies constitutionnelles qui se seraient développées antérieurement.

(*) Opera physico medica cura Reichel, Ed. nov. *Lips.* MDCCXXIII.

C'est ainsi qu'Huxham, dans une épidémie de petite-vérole qui parut en 1745 et 1746, dans le temps où il régnait un typhus considérable, observe qu'au commencement le caractère de la variole avait été singulièrement modifié par cette espèce de fièvre, et qu'elle était devenue confluente avec des boutons noirs extrêmement petits. Il ajoute qu'aussitôt que l'équinoxe du printemps fut venu, cette saison étant plus favorable à la variole, celle-ci s'affranchit de l'influence du typhus et devint bénigne; et qu'alors même, par une action tout-à-fait opposée, elle avait eu une influence marquée sur cette fièvre. C'est ainsi qu'on vit à cette époque le typhus se terminer par de petits boutons rouges, ardens, dont l'éruption était accompagnée d'une sueur fétide sur toute la surface du corps, ce qui n'était point arrivé auparavant.

Pendant les épidémies de rougeole, la toux et les affections catarrhales sont extrêmement fréquentes. Huxham a observé, en 1732, une épidémie de rougeole qui s'était manifestée dans le mois d'août, et qui dans les mois de janvier et février de l'année suivante était accompagnée d'une fièvre épidémique qu'on pouvait appeler avec raison, fièvre morbilleuse, *febris morbillosa*. Cette fièvre débutait par des tiraillemens dans les membres, des frissons, des éternuemens fréquens, des toux violentes, et un pouls accéléré sans être dur. Les malades étaient principalement disposés à la sueur, laquelle, si elle était abondante et facile, et paraissait le second ou le troisième jour, était ordinairement critique. Il ne restait alors de la maladie qu'un peu de toux.

Le même auteur a donné la description d'une rougeole épidémique qui s'était montrée dans l'année 1741, et qui, l'année suivante, tandis qu'elle était très-épidémique, eut une telle influence sur la constitution annuelle que, dans le mois de juin, qui était très-chaud, on vit se développer d'une manière extraordinaire des péripneumonies et des pleurésies non moins que des toux convulsives qui attaquaient indistinctement les jeunes gens et les vieillards (*).

Rush rapporte un cas semblable; il dit que pendant une épidémie de rougeole, il s'était manifesté une affection catarrhale générale qui avait beaucoup d'analogie avec la rougeole: chez la plupart des malades on observait un léger exanthème. Cependant il ne dit pas assez

(*) Medical Inquiries and Observations. *London*, vol. 1, p. 122.

positivement si ce catarrhe avait attaqué des personnes qui avaient déjà eu la rougeole; mais il cite d'autres observations d'après lesquelles cette question est mise hors de doute (*). Durant une épidémie de rougeole, beaucoup d'individus qui n'avaient jamais eu cette maladie, en offraient les principaux symptômes, lesquels se dissipaient en peu de jours sans éruption apparente : mais ces mêmes individus ont ensuite éprouvé plus tard la véritable rougeole. La plupart de ceux qui long-temps avant avaient eu cette maladie, étaient pris durant l'épidémie d'une fièvre érysipélateuse avec éruption à la peau, laquelle éruption ressemblait à l'urticaire; et on remarquait dans le courant de la maladie, depuis le commencement jusqu'à la fin, tous les avant-coureurs et les symptômes concomitans de la rougeole même.

Les maladies épidémiques non contagieuses offrent des phénomènes semblables bien plus remarquables encore : on en trouve une multitude d'exemples dans toutes les descriptions que les auteurs ont faites de ces maladies. Störck (**) et Lepecque de La

(*) Edinburg-Medical Essays. Vol. V, art. 2.

(**) Antonii Störck, annus medicus. Editio altera.

Cloture (*), dans des épidémies de fièvre miliaire qu'ils ont décrites, ont observé que les péripneumonies qui régnaient en même temps, s'étaient terminées non par expectoration, mais par une éruption miliaire plus ou moins abondante, ou par des sueurs fétides.

Cette influence des maladies épidémiques sur les maladies intercurrentes, laquelle doit être prise surtout en considération pour le traitement de ces dernières, mérite la plus grande attention; car il est certain que le rapport des maladies épidémiques avec les intercurrentes n'est pas toujours le même, mais qu'il varie suivant la différence de la constitution stationnaire, et les différentes épidémies; en sorte que le véritable rapport de ces maladies entre elles est toujours très-difficile à découvrir. Tantôt une maladie se manifeste comme intercurrente et se change ensuite en maladie épidémique régnante, et tantôt, au contraire, des maladies intercurrentes se déguisent sous le masque des maladies épidémi-

---

Vindobonæ, MDCCLX, p. 42, und in der 2. Sammlung von 1762, p. 42.

(*) *Lepecque de la Cloture*, Anleitung für Aerzte, epidemische Krankheiten zu beobachten, a. d. Franzos. *Leipz*, 1785, p. 540.

ques, lequel masque elles dépouillent pour reprendre leur véritable caractère, ce qui modifie singulièrement la méthode de traitement appropriée à l'un et l'autre cas. Ces exemples sont très-fréquens. Rush cite celui de la maladie connue sous le nom d'*influenza* que l'on avait confondue avec la fièvre jaune qui régnait à la même époque, et se propageait par contagion (*). C'est ainsi que Diemerbroeck remarque que toutes les maladies qui régnaient pendant une épidémie pestilentielle, avaient pris en peu de jours les caractères de la peste même. Sims (**), d'un autre côté, observe que, pendant l'épidémie de 1771 et 1772, toutes les maladies fébriles, telles que l'érysipèle, le rhumatisme, etc., avaient paru au commencement sous la forme des maladies épidémiques régnantes; mais que ces affections ayant bientôt manifesté leur véritable caractère, celui des maladies épidémiques avait disparu.

Ce rapport des maladies épidémiques avec les maladies intercurrentes, d'après lequel ces dernières d'un côté subissent de la part de l'épidémie régnante des modifications remarquables dans leur marche ordinaire, et d'un

(*) Geschichte des gelben Fiebers, u. s. w. p. 104.

(**) a. a. o., p. 121, und ff.

autre côté exigent un traitement particulier fondé sur cette modification ; ce rapport, dis-je, est désigné sous le nom de génie épidémique (*genius epidemicus*) ; mais souvent on se sert aussi de cette expression pour indiquer l'influence de la constitution stationnaire sur les maladies intercurrentes. A la vérité, puisque l'épidémie régnante est toujours modifiée par la constitution stationnaire, cette confusion n'est pas d'une très-grande conséquence pour le traitement de la maladie ; mais nous ne devons point l'admettre parce que la constitution stationnaire diffère du génie épidémique, 1°. en ce qu'elle est plus générale et qu'elle ne revêt aucune forme déterminée de maladie, et 2°. en ce que la constitution stationnaire existe sans interruption, tandis que le génie épidémique ne se rencontre que dans le temps d'une épidémie régnante (1).

---

(1) Cette loi générale, que les maladies épidémiques tiennent sous leur empire les maladies intercurrentes, et que chaque état morbifique prend plus ou moins la forme des maladies régnantes (*F. variolosæ sine variolis*), se retrouve dans l'histoire des maladies en général et de leur apparition. Si le nombre des unes diminue, celui des autres augmente en proportion. Depuis que la peste est moins commune en Europe, l'*influenza*, le catarrhe épidémique, le croup, la suette, se sont répandus davan-

De l'influence d'une épidémie régnante sur la santé des individus.

Après avoir vu que les maladies épidémiques se distinguent surtout par leur influence sur les individus atteints en même temps des

---

tage. Depuis que la lèpre ne se montre plus que comme une maladie sporadique très-rare, la maladie siphilitique a fait plus de progrès; et enfin, depuis que l'inoculation de la variole et de la vaccine a si considérablement diminué le nombre des varioleux, les épidémies de rougeole sont plus fréquentes: toutes ces maladies même, en prenant les formes des épidémies régnantes, ont acquis plus de violence et d'intensité. Le docteur Watt, à Glasgow, dans son *Traité sur la Coqueluche*, rapporte que, quoique la vaccination ait diminué des trois quarts la mortalité causée par la petite vérole, le nombre total des enfans morts au-dessous de dix ans, est resté à peu près le même qu'auparavant. En compulsant les registres mortuaires de plusieurs paroisses, d'après lesquels il a établi cette proportion, il a découvert que la mortalité de la rougeole avait augmenté en raison directe de ce qu'était celle de la petite-vérole. Gilbert Blane, à Londres, a trouvé de même que la mortalité de la rougeole avait plus que doublé depuis 1803 jusqu'à 1812.

Les épidémies sous forme de rougeole sont donc devenues plus fréquentes et plus meurtrières, depuis la disparition des épidémies de variole. Ceci est un fait:

maladies intercurrentes, il est important de considérer l'état des personnes saines pendant une épidémie. Cette considération doit s'éten-

---

mais il serait curieux de savoir si, comme le prétendent les médecins anglais, le plus grand nombre de ceux qui meurent de la rougeole sont principalement ceux qui n'ont pas eu la petite-vérole, et si à cet égard il y a quelque différence entre la petite-vérole et le cowpox; enfin, si la petite-vérole qui précède la rougeole rend celle-ci plus bénigne, et si d'autres maladies épidémiques, telles que la scarlatine, la coqueluche, etc., exercent aussi les unes sur les autres quelque influence sensible.

Cependant, comme nous ne pouvons que gagner au change, et que les avantages de la vaccination sont immenses, quand nous ne préviendrions, par son secours, que les affreuses maladies secondaires et les difformités du visage qui résultent si souvent de la variole, la découverte de la vaccine n'en est pas moins un des bienfaits les plus utiles à l'humanité.

Il est certain que la mortalité des enfans au-dessous de dix ans n'a diminué nulle part en raison de l'extirpation de la petite-vérole, qui, elle seule, enlevait les trois quarts des individus; et si la mortalité n'est pas, à beaucoup près, si considérable dans quelques villes ou quelques provinces, cela tient au perfectionnement de la police médicale, de la manière de vivre, des soins du gouvernement pour la subsistance des habitans.

M. Odier a cru répondre à l'observation des médecins anglais, en renvoyant à sa lettre adressée à M. de

dre sur le rapport des individus, non-seulement avec l'épidémie actuellement régnante, mais encore avec les maladies épidémiques en général.

L'influence d'une épidémie régnante sur les individus bien portans s'exerce tellement sur l'ensemble de ces individus vivant en commun, qu'ils éprouvent une altération particulière, analogue sous quelque rapport à ce que

Haen, sur la mortalité de la petite-vérole, où il a prouvé, par un grand nombre d'observations, que la rougeole, soit avant, soit après une épidémie de petite-vérole, était souvent très-violente et très-maligne, sans qu'on pût accuser aucune influence de la part de la variole. M. Odier observe en même temps, aux médecins anglais, que si, dans les dernières années, aucune influence capable d'imprimer un caractère de malignité à la petite-vérole (détruite en quelque sorte par la vaccine) analogue à celle qui avait agi d'une manière meurtrière sur la rougeole, ne s'était manifestée, la diminution de la mortalité aurait été bien plus considérable. Mais outre que c'est répondre à une partie de la question par de simples argumens, il reste encore à déterminer, d'une manière générale, si un enfant, qui a déjà éprouvé une maladie épidémique quelconque, est moins exposé à succomber dans une seconde maladie épidémique du même ordre, ou d'un ordre différent, ou bien encore si une maladie épidémique, attaquant pour la première fois un individu, l'expose davantage que lorsqu'elle l'attaque pour la seconde fois? (*B.*)

présente l'épidémie, et qui dans tout autre temps pourrait paraître une maladie réelle, mais qui, dans ce cas, est nécessaire à la santé, tout comme cette abondante sécrétion de bile qui se fait en été occasionerait une maladie si elle avait lieu dans l'hiver.

Pendant la fièvre jaune qui régnait à Philadelphie, en 1793, Rush avait observé que les individus bien portans avaient, dans le fort de l'épidémie, la conjonctive et l'organe cutané d'une couleur extrêmement jaune, et le pouls d'une fréquence extraordinaire : ce phénomène avait lieu chez le blanc comme chez le nègre ; il n'a vu que deux personnes chez lesquelles il ne s'était point rencontré. Celles qui étaient âgées de plus de soixante-dix ans avaient plus de quatre-vingt-dix pulsations par minute, des sueurs abondantes et jaunes, des urines rares, troubles, et d'une couleur foncée, l'appétit diminué ou augmenté, de la constipation, de la somnolence, de la céphalalgie, et une dilatation considérable de la pupille : ce symptôme était général.

Mitchel, dans l'épidémie qu'il a observée en Virginie, en 1741, dit avoir remarqué, que lorsqu'on faisait saigner par un motif quelconque, les individus qui n'étaient point atteints de la maladie, le sang offrait les mêmes caractères extérieurs que celui des malades attaqués de la fièvre jaune.

Rivière (*) a observé comme Rush, durant une épidémie pestilentielle, que le pouls des personnes bien portantes était d'une fréquence extraordinaire. Orræus, dans l'histoire de la peste qui régnait à Jassy, a décrit d'une manière bien plus remarquable encore les phénomènes que présentent les individus bien portans durant une épidémie. Ils étaient sujets à des furoncles dont la suppuration avait un caractère tout particulier, et si l'on parvenait à résoudre un bubon chez quelque pestiféré, il survenait sur toute la surface du corps une quantité plus ou moins considérable de ces furoncles. Les rhumatismes et les douleurs des membres étaient également des accidens très-communs à cette époque, où du reste le temps n'était ni froid ni variable. Les affections chroniques furent rebelles, ce qui n'arrive ordinairement que lorsque la température est inégale. Ceux qui dans d'autres épidémies de peste avaient eu des bubons, éprouvaient des douleurs plus ou moins violentes dans les parties qui avaient été le siége de ces bubons (1). On vit survenir

(*) De Febre pestilenti, p. 114.

(1) Robert Boyle (vol. V, p. 724) raconte à cet égard

des sueurs copieuses et des gerçures aux pieds chez des personnes qui n'avaient jamais été sujettes à ces accidens. D'autres qui avaient eu

---

un fait très-remarquable, qui lui avait été communiqué par le médecin même qui avait eu occasion de l'observer. L'an 1665, trois mois avant l'invasion de la peste qui parut à Londres, un homme qui avait éprouvé la peste dans une autre épidémie, se plaignait de douleur et de gonflement dans les glandes inguinales, où il avait eu un bubon pestilentiel. Il fit venir son médecin auquel il prédit l'apparition prochaine de la peste, observant que les mêmes sensations s'étaient manifestées à l'approche d'une peste précédente. Dans le IVe volume, p. 429, le même auteur fait mention d'une femme qui était connue dans l'endroit qu'il habitait par de telles prédictions, qu'elle fondait chaque fois sur ces mêmes phénomènes qu'elle avait remarqués dans une épidémie antérieure.

Les cicatrices des bubons ou des charbons, chez les personnes qui ont eu autrefois la peste, ne leur font aucun mal, tant que cette maladie ne règne point dans le lieu qu'elles habitent. Mais à la moindre approche de peste, elles éprouvent, dans l'endroit de leurs cicatrices, une douleur lancinante qui croît à mesure que la peste fait plus de ravage. Le degré de douleur fait juger même du caractère de la peste. (*Mémoire sur la Peste*, par *Paris*, D. M., etc., couronné par la Faculté de Médecine de Paris en 1775, impr. en 1778.) (B.)

Lorsque j'étais dans le gouvernement de Caminieck, au commencement de 1814, époque où la peste régnait

des hémorroïdes, en furent affectées de nouveau à cette époque. L'urine, chez beaucoup de sujets, déposait un sédiment particulier. Les bubons se dissipaient-ils par une sueur critique, on remarquait un écoulement par l'urètre, d'une matière puriforme, blanche et épaisse, sans aucune espèce de douleur. Pugnet

---

dans les contrées voisines, sur les frontières de la Turquie, j'ai connu une dame qui, dans sa jeunesse, avait eu la peste à Constantinople, et à laquelle il était resté sur la poitrine une cicatrice considérable à la suite d'un charbon pestilentiel. Cette cicatrice était douloureuse alors, et cette dame avait remarqué que la sensibilité de cette partie se développait chaque fois que la peste ravageait les pays limitrophes. (G.)

Avant l'invasion de la peste, qui régna d'une manière si meurtrière à Londres en 1665, beaucoup de personnes se plaignaient d'une affection particulière de la vue, qui occasionait la perception d'objets extraordinaires d'une couleur brillante. *Voy.* Boyle, p. 678. Procopius (o. c.) fait mention de pareilles observations faites durant la peste de Constantinople (543): plusieurs individus, peu de temps avant l'invasion de cette maladie, croyaient apercevoir des objets de diverses couleurs.

Dans la peste à Carthage (404), et dans celle de 746, en Europe, on avait remarqué les mêmes phénomènes. Webster croit pouvoir les attribuer à l'électricité. *Voyez* son *Histoire des Epidémies*. (B.)

assure que c'est un signe favorable dans la peste lorsque l'évacuation de l'urine cause des douleurs dans l'urètre. Beaucoup de jeunes gens, et même des personnes d'un certain âge, sont souvent exposés en temps de peste à des pollutions nocturnes, et l'on remarque même que l'appétit vénérien acquiert alors plus d'énergie (1).

Orræus raconte en outre que le corps d'armée qui avait cantonné à Jassy pendant l'épidémie, étant parti dans le mois de mai, à l'époque où la maladie était généralement répandue, les soldats avaient éprouvé une si grande lassitude qu'ils avaient eu de la peine à arriver à la première étape; mais qu'ayant beaucoup transpiré pendant quelques jours, leurs forces s'étaient tellement rétablies, qu'aucun d'eux

---

(1) Hodges, dans la description de la peste de Londres, dit qu'à la fin de l'épidémie les mariages recommencèrent comme auparavant, et, ce qui est digne de remarque, c'est que des femmes même qui jusque-là avaient passé pour stériles, devinrent grosses, ce qui répara considérablement les ravages de la mortalité; en sorte que, peu de temps après, il ne resta presque plus de traces des désordres qu'avait faits la peste. Il est vrai qu'au printemps le mal sembla se réveiller, mais les citoyens ne s'en épouvantèrent plus, et cette sorte de rechute n'eut point de suite. (B.)

n'était tombé malade, et que presque tous avaient très-bien continué leur route.

Huxham fait la remarque qu'après des épidémies de variole, de rougeole, de miliaire, ou de toute autre maladie qui a son siége sur l'organe cutané, ou une tendance à se porter sur cet organe, la gale devient très-fréquente, et se répand quelquefois dans les diverses classes de la société. Cette observation se trouve confirmée par Lepecque de La Cloture (*), qui dit expressément que l'épidémie qui régna en 1770 et 1772, à Louviers, et qui se termina par une éruption miliaire, fut suivie de l'apparition d'une maladie psorique qui devint générale, et dura fort long-temps dans la ville et aux environs. Störck cite encore l'exemple d'une gale beaucoup plus généralement répandue, à une époque où la plupart des maladies fébriles qui régnaient alors s'étaient terminées par une éruption miliaire et pétéchiale (1).

(*) a. a. o., p. 599.

(1) Dans ces différens cas la gale paraît avoir été comme une crise de ces maladies. Il n'est pas rare, en effet, de voir la gale critique dans un grand nombre d'affections; mais cette maladie, qui se produit et se dissipe spontanément, quoiqu'elle soit éminemment contagieuse, se présente aussi très-souvent avec un caractère épidémique. C'est ainsi que je l'ai vue régner, sur

Outre cette influence d'une épidémie régnante sur les individus bien portans, il en existe d'autres qui font que les personnes qui

---

les bords de la Baltique, parmi les soldats de la garnison de Dantzick, et même chez les habitans de cette ville, dans le printemps de 1811. Bang (*Auswahl aus den Tagenbüchern des Copenhagner Krankenhaus.* Leipzig, 1790, T. II, p. 27, *und-fol.*) a observé, en 1785, la gale épidémique. Un malade souffrait depuis trois semaines de la sciatique, de douleur avec roideur à l'épine du dos, et d'oppression de poitrine; la gale s'étant déclarée d'elle-même, et l'éruption en étant très-abondante, tous ces accidens disparurent. Une femme, malade depuis deux mois, éprouvait une toux sèche avec difficulté de respirer, douleurs précordiales, amertume de la bouche et aménorrhée; la douleur précordiale étant devenue plus vive, Bang prescrivit du lait chaud: quatre jours après la gale parut. Cette femme ne s'était exposée à la contracter de personne, et elle ne l'avait jamais eue. Les accidens antérieurs se dissipèrent, et la gale fut guérie par des résolutifs anti-scorbutiques. Cet auteur rapporte un grand nombre d'autres exemples analogues. Il attribue l'épidémie psorique de l'année 1785, à laquelle appartiennent les cas dont nous venons de parler, au froid rigoureux et constant de l'hiver, et à la mauvaise qualité de l'eau dont on se servait à Copenhague pendant que les fontaines étaient gelées.

Huxham (*Opera physico-medica.* Lipsiæ, 1784, T. I, p. 229, 252, 296, 347, 348.) rapporte plusieurs épidémies de gale. Sur les bords du Sénégal, au com-

sont affectées de l'épidémie, ou qui sont convalescentes, ne contractent point d'autres maladies pendant cette époque, et que même,

---

mencement de la saison pluvieuse, la gale est épidémique; elle cesse avec les pluies sans le secours d'aucun remède. (*Schotte on the Synochus atrabiliosa*, p. 101.) Sur les côtes de la Bretagne, où l'air est très-humide, la gale et les dartres sont endémiques. (*Finke medizinische Geographie.*) D'après Thiéry, elle est aussi endemique dans quelques contrées de l'Espagne, telles que les Asturies. Le même l'a vue épidémique à Paris: elle fut si fréquente en 1769, surtout parmi les gens du peuple, que tous les médecins la jugèrent épidémique. La rougeole et la variole, les années précédentes et les suivantes, avaient été très-communes. (*Bullet. du Journ. de Méd.* 1770.) Baglivi (*de Medicina solidorum*) a observé que la gale, ainsi que d'autres maladies cutanées, est plus fréquente en hiver qu'en été.

Bang a vu la gale associée aux fièvres intermittentes, avec lesquelles elle paraît avoir une affinité particulière, ainsi qu'une foule d'observations le lui ont prouvé. J'ai vu souvent cette réunion dans les hôpitaux militaires, et il est difficile alors d'assurer que la gale, lorsqu'elle s'y montre, soit produite spontanément, surtout lorsqu'on a tant de raison de soupçonner l'infection des fournitures; mais des exemples de cette espèce sont si nombreux, que nous pouvons avancer que la gale survient d'elle-même dans les fièvres intermittentes, et qu'elle en est quelquefois une crise. Dans l'épidémie de Typhus, décrite par *Sarcone*, il étoit commun de

celles qui sont bien portantes sont rarement atteintes des maladies ordinaires. Thucydide, dans la description qu'il nous a laissée de la

---

voir la gale se développer vers la fin de la maladie ou dans la convalescence; la plus grande partie des recrues qu'on transporta en Amérique, en 1778, gagnèrent la gale dès qu'ils furent embarqués; mais le scorbut étant survenu pendant la traversée, la gale se dissipa presque généralement. (*Schœpfs in Hufelands Journal*, T. VIII, St. 2, p. 43.)

Wichmann (Ætiologie der Krätze. *Hanov.* 1786) nie toutes ces observations; il n'y a pas, dit-il, de gales critiques métastatiques (*a*). De telles observations sont tirées de la pratique des hôpitaux, surtout des hôpitaux militaires où les malades ne contractent la gale que par contagion. Cependant la gale se montre quelquefois dans des salles où il n'y a jamais eu de galeux. D'ailleurs la gale critique, dans les hôpitaux, se dissipe plus facilement par la propreté que la gale idiopathique. On la voit se dissiper spontanément à mesure que les forces vitales augmentent (*Schœpf*). Le caractère épidémique de la gale prouve également son développement spontané; si elle se gagnait par les fournitures des lits, elle

(*a*) *Mezler von der Wassersucht etc. nebst einem anhange über die, Anstekung* dit aussi, page 126, que la gale n'est jamais critique et contredit à ce sujet l'opinion de Pringle, qui dit : The frequency of the itch in the army is not to be adscrieb to the charge of aer, or diet, that soldiers undergo upon expeditions; but to the infection propagated by, a few to others in the same shiptent, or barrak — *Obs. on the diseases of the army*. p 340.

peste d'Athènes (lib. II, cap. LI), dit qu'à cette époque presque personne n'était atteint d'autres maladies, et que lorsque cela avait lieu,

---

ne devrait pas paraître presque toujours dans quelques maladies déterminées. D'après *Thiéry*, elle se manifeste comme crise dans les fièvres dites lymphatiques, dans les fièvres périodiques tierces et quartes.

Si on n'emploie aucun remède dans la gale, elle peut durer quelque temps, mais elle ne va jamais au-delà de trois ans. (*Dissert. inaugural med. de Scabie post superatum nuperum bellum Epidemica quam publ. def. A. L. Frowein.* Duisburg, 1764.) Un médecin, d'une maison d'orphelins, m'a assuré, dit M. *Reimarus*, préface de la traduction d'*Antrechau* sur la peste de Toulon, que la gale, quoiqu'elle soit une maladie chronique, lorsqu'elle a duré quelques années, se dissipe sans le secours d'aucun remède, de manière que l'individu qui en était affecté ne contracte plus cette maladie malgré sa communication habituelle avec des galeux. (*Du Typhus contagieux*, par *Hildenbrand*, pag. 145, à la note.) Thiéry dit que, dans les Asturies, la gale dure neuf à dix mois dans un corps sain, et qu'elle se dissipe très-souvent sans aucun remède.

On se servait autrefois, pour expliquer les maladies contagieuses, de l'hypothèse de la pathologie animée, et elle s'est conservée pour la gale qu'on attribue à la présence de l'acore ou scabies. Mais une multitude de faits, relatifs à la marche et à la nature de cette maladie, doivent faire abandonner cette opinion; du moins ces petits insectes, s'ils se rencontrent dans la gale, ne

ces maladies prenaient bientôt le caractère de la constitution régnante.

Pendant l'épidémie de dysenterie qui régnait

---

pourront pas être regardés comme la cause de cette maladie.

La véritable gale a coutume de paraître d'abord entre les doigts de la main, et d'y être quelque temps stationnaire : elle se porte ensuite sur les extrémités inférieures, les cuisses et les jambes, et elle attaque rarement le corps et jamais le visage. Pourquoi le transport des insectes, que l'on suppose produire cette maladie, est-il si lent? et pourquoi mettent-ils un si long intervalle à se porter sur les autres parties du corps? pourquoi ne se nichent-ils pas partout indistinctement? Dans les Indes occidentales l'éruption de la gale a lieu uniformément sur toute la peau, et ne débute pas par se montrer entre les doigts. (*J. Hunter, Remarques sur les maladies des troupes dans la Jamaïque.*) Si les scabies étaient la cause de la gale, ils devraient aussi avoir conservé, aux Indes occidentales, la faculté de se nicher entre les jointures. (*Bach. Gründzüge zu einer pathologie der anstekenden Krankheiten.*)

Comment peut-on concevoir la métastase de la gale par la théorie des scabies? *Wichmann* répond que les œufs de ces insectes, si ce n'est ces insectes eux-mêmes, sont pris par les vaisseaux absorbans, et portés dans le torrent de la circulation pour être ensuite déposés sur la surface de l'organe cutané. Mais lorsque la gale s'est portée sur les poumons ou sur tout autre organe intérieur, comment l'*acorus scabiei* retrouve-t-il le chemin

à Nimègue, on vit cesser toutes les autres maladies. (*Degner*, p. 30.) Antrechau fait la même remarque relativement à la peste de Toulon (Op. c. p. 89).

---

du siége qu'il occupait auparavant, et qui est si éloigné? pourquoi ne se porte-t-il pas dans quelque endroit plus voisin? Pense-t-il que ces insectes s'engourdissent durant le froid de la fièvre comme par le froid de l'hiver, et qu'ils peuvent revivre ensuite? Mais d'abord le frisson n'est souvent qu'une sensation, et nullement un état réel de froid, puisque le thermomètre appliqué sur le corps, dans cette circonstance, ne baisse pas réellement. D'un autre côté, ces animalcules ne se réveillent qu'à la fin de la fièvre et non durant son cours, où cependant la chaleur paraît suffisante pour les vivifier.

Un paysan, âgé de vingt-deux ans, fit disparaître la gale en se lavant avec de l'eau froide. Quatorze jours après, il tomba dans un délire constant; enfin il s'établit, sur tout le corps, une éruption sous forme de petites pustules pleines d'eau avec une aréole rouge, à la suite de laquelle le délire se dissipa : l'éruption cessa d'elle-même. Chez un autre malade, où l'éruption de la gale avait produit le même effet, cette maladie ne reparut pas, mais l'inoculation qu'on en fit dissipa le délire. Des accidens de rhumatisme se manifestèrent chez un troisième individu, qui ne fut guéri que neuf ans après par l'inoculation de la gale. Enfin, chez un autre malade on a vu la suppression de la gale produire des phlegmons aux cuisses, et la carie des os de ces mem-

En Orient, l'apparition de la variole à l'époque où la peste règne, est d'un heureux augure, puisqu'elle indique infailliblement la fin prochaine de l'épidémie pestilentielle.

---

bres; un an après il en fut guéri sans aucun remède et sans apparition de la gale. (*Hufelands Journal.*) Dans aucun de ces cas on ne peut supposer la présence des scabies ni celle de leurs œufs, ni qu'ils fussent engourdis pour se reproduire.

Cependant ces insectes existent réellement dans quelques cas, mais il convient de les considérer comme produits par l'éruption, et non comme produisant eux-mêmes cette éruption. Aussitôt que celle-ci existe, l'*acorus* s'engendre de la même manière que se produisent les animaux par infusion, et comme se développent les vers dans les intestins, le poux à la tête et à la surface du corps.

D'après les recherches d'Alibert sur cette maladie, il paraît que l'acore dépend de l'éruption. Cet auteur reconnaît douze espèces de gale, et pour chacune d'elles une espèce particulière d'acores. Henzler P. G. (*von Abenlændischen Aussatz in Mittelalter nebst einem Beytrage zur Kenntniss und Geschichte de Aussatz.* Hamburg, 1790, S. 182.) a trouvé, chez une fille de quinze ans, sous les croûtes écailleuses d'une lèpre épaisse dont elle était attaquée, de petits cirons, comme des mites, et des vers qui avaient, à une des extrémités, un petit point rouge. Le célèbre Bononio a découvert des animalcules dans l'ichore de la petite-vérole et de la gale. (*Mem. of the, royal Soc. Abr. by Baddam,* Vol. IV,

D'après Prosper Alpin, les maladies sporadiques que l'on ne rencontre nulle part en Égypte pendant que la peste règne, reparaissent dès que cette épidémie cesse vers le solstice d'été (*). A Moscou, cette ville immense, où la petite-vérole n'avait jamais disparu complètement, on n'entendit parler, ainsi que

p. 192.) traité dans lequel on trouve aussi la meilleure méthode de guérir la gale, décrite depuis dans les *Amœnat. acad.* Tom. III, p. 333, sous le nom d'*Acorus subcutaneus*, et principalement par J. Uddmann, *de Lepra, ibid.* Tom. VII, p. 94 et 100, où il est dit d'une manière expresse : mais aujourd'hui personne n'ignore qu'il s'y loge des mites dessous la peau, etc. *Jam vero nemine non constat, oriri illam non nisi abacaris sub cute nidulantibus est.* Consultez Spallanzi, *Œuvres de physique*, par Senebier, Tom. I, Introduction, pag. 40 et suiv.

Enfin pour résumer et terminer cette note, déjà si longue, la gale règne quelquefois épidémiquement; elle est comme endémique dans certains pays humides, tels que les Asturies, le Milanais, la Basse-Bretagne; elle manifeste quelquefois un caractère lépreux; elle est symptomatique dans quelques cas de siphilis, de goutte et de scrophules; elle est critique dans quelques fièvres scarlatines et les fièvres intermittentes, et sa rétrocession peut produire la phthisie, le rhumatisme, les tumeurs des articulations, etc., etc. (G.)

(*) Prosperi Alpini, Medicina Ægyptiorum, *Lugd.-Batav.*, 1719, Lib. I, Cap. XVI.

l'assure Orräus, d'aucun exemple de cette maladie, tout le temps que la peste exerça ses ravages; mais dès que la variole reparut, la peste se dissipa (1).

D'un autre côté, cependant, il y a des maladies qui s'accordent parfaitement entre elles, et qui, lorsqu'elles sont épidémiques, s'influencent d'une manière réciproque. Ce que nous avons dit plus haut sur la gale, se rapporte en partie à ce que nous avançons ici. A

---

(1) En passant par Enos, dit Paris, j'appris les détails suivans :

1°. Lorsque la petite-vérole règne dans un pays de la Turquie, la peste ne fait aucun ravage; s'il arrive un pestiféré dans le temps d'une épidémie variolique, il est certain que la peste ne s'étend pas au-delà du quartier où ce pestiféré loge.

2°. Si le pestiféré vient loger dans une maison où il se trouve des enfans attaqués de la petite-vérole, la peste finit et le venin disparaît sans infecter d'autres personnes.

3°. Une personne attaquée de la petite-vérole ne peut jamais avoir la peste.

4°. Les personnes qui soignent des enfans attaqués de la petite-vérole ne sont point attaquées de la peste.

5°. Dès que la peste a cessé dans ce pays, la petite-vérole commence.

« Ces remarques, ajoute Paris, sont le fruit d'une » longue et constante expérience ». (*Mémoire sur la Peste*, etc.) (B.)

cet égard, nous avons un exemple bien frappant dans le rapport qui existe entre la scarlatine et l'inflammation de la gorge. Ces maladies se montrent si souvent ensemble, que l'on serait tenté de les regarder comme inséparables, et ne formant qu'une seule et même affection, si l'expérience n'était contraire à cette opinion. A Edimbourg, en 1773, il parut une épidémie d'angine scarlatineuse, dans laquelle tous ceux qui, auparavant, avaient éprouvé la fièvre scarlatine seule, n'étaient affectés que du mal de gorge, et *vice versâ*. Mais les personnes qui n'avaient encore essuyé ni l'une ni l'autre de ces maladies, étaient atteintes à la fois de l'exanthème et de l'inflammation de la gorge (*).

Les petites-véroles volantes paraissent fréquemment à la suite des épidémies de petite-vérole, et l'on assure qu'il en est de même de la rougeole. Sims (**), dans deux épidémies de variole, a observé qu'une rougeole épidémique les avait suivies ou précédées.

De la durée des Épidémies.

On peut, d'après ce caractère commun des

(*) Edinburg med. Essays. Vol. III.
(**) a. a. o., p. 83.

épidémies, lequel est d'avoir des périodes déterminées, tirer déjà cette conclusion, savoir : que la durée des épidémies dépend moins des circonstances extérieures que de l'époque de leur apparition. C'est comme dans la maladie de l'individu où la première période en détermine invariablement la durée, sans que, la maladie une fois développée, aucun secours de l'art puisse en abréger la marche. Il en est de même du développement des animaux, dont la durée de la période précédente fixe la durée de celle qui suit, comme la durée de l'époque du fœtus fixe celle de l'époque de la jeunesse, etc.

Prosper Alpin avait déjà remarqué que la durée de la peste en Egypte dépend moins des circonstances extérieures que de l'époque de son apparition. Par exemple, celle qui paraît bientôt après l'inondation du Nil est beaucoup plus longue et plus funeste que celle qui se manifeste plus tard : celle-ci cesse souvent lorsque la première est loin de toucher à sa fin (*).

L'expérience nous apprend en outre que, lorsque la même épidémie se répand successivement sur une grande étendue de pays, sa

(*) a. a. o., Lib. I, cap. XV.

durée dans les différentes contrées qu'elle désole est toujours la même, bien que la maladie soit en même temps contagieuse, et que cette circonstance puisse faire présumer que la contagion seule est capable de la répandre; car, on sait que des matières infectées conservent long-temps la faculté de propager la contagion. C'est ainsi qu'à Vienne, en 1713, on vit la peste se reproduire dans les mêmes maisons qui, durant l'épidémie de 1679, avaient servi d'hôpitaux (*).

En effet, l'Histoire fournit des exemples de maladies contagieuses qui ont cessé dans des circonstances qu'on aurait cru précisément les plus propres à en favoriser la continuation. C'est ainsi, d'après *Orræus*, qu'une maladie pestilentielle qui parut à Bender, dans la saison du printemps, et y fit les plus grands ravages, se dissipa, dans la canicule, pendant qu'on faisait le siége de cette forteresse (**).

Egalement, d'après Prosper Alpin et Pugnet, la peste en Egypte perd de sa violence préci-

(*) S. Wiener Pestbeschreibung und Infections-Ordnung. *Wien*, 1727, p. 235.

(**) *Mertens*, Traité de la Peste, contenant l'histoire de celle qui a régné à Moscou, p. 94, raconte le même événement, il attribue la cessation imprévue de la maladie à la forte canonade de la forteresse.

sément dans la saison la plus malsaine de l'année, et disparaît tout-à-fait avec le débordement du Nil (1).

La peste qui régna dans le Holstein, en 1713, avait cessé tout à coup, lorsque les soldats, sous la conduite du général Steinbock, arrivèrent dans cette province; malgré qu'ils ne prissent aucune précaution pour s'en préserver, et qu'ils se fussent servis des mêmes hardes et des lits qui avaient appartenu aux pestiférés, ils ne contractèrent point la maladie, dont on n'entendit plus parler ensuite.

Heinich a fait la même remarque à Helsingör. On avait réuni dans un magasin hors de la ville, toutes les pièces de lits pour les désinfecter. Lorsqu'on voulut commencer cette opé-

---

(1) *Hodges*, dans la Description de la Peste de Londres, p. 154, dit que lorsque cette maladie commence tout à coup avec violence elle se termine en très-peu de temps, et n'est jamais de longue durée. La peste ne met pas plus de temps à finir qu'elle n'en a mis depuis son apparition jusqu'à son plus haut degré d'intensité, c'est-à-dire, que s'il s'est écoulé un certain espace de temps depuis la première attaque de la peste jusqu'au moment de sa force, elle parcourra le même espace de temps pour arriver à la fin. Il assure que cette observation s'est vérifiée d'une manière remarquable dans la peste de Londres. (B.)

ration, quelques semaines après, les meilleures pièces se trouvèrent enlevées, et cependant la peste ne se répandit pas davantage (*). Hodges a vu de même que, lorsque la peste qui régnait à Londres, en 1665, eut disparu subitement, on put habiter sans danger les maisons, et employer les ustensiles qui avaient servi anx pestiférés.

Roboretus (**) assure également qu'en Egypte, après le débordement du Nil, la peste cesse si subitement, que ceux qui ont encore des bubons en suppuration ne sont pas capables de communiquer la contagion à d'autres individus. Dans la bataille de Kahul, en Moldavie, les Russes enlevèrent tous les bagages des Turcs, parmi lesquels la peste avait régné jusqu'à cette époque, ct ils ne contractèrent point de contagion (Orräus).

Après la peste de Moscou, décrite par Orräus, on purifia, au moyen des fumigations résineuses, toutes les maisons des pestiférés. Ces maisons furent habitées immédiatement après, sans qu'on entendît parler d'aucun nouvel exemple de contagion. Mais dès que tout fut

(*) S. Hallers Sammlung practischer Streitschriften, von Dr *Krell*, 2ter Bd, 1781, p. 591.

(**) De Febre peticulare, p. 152.

rentré dans l'ordre, l'on apprit que plusieurs habitans, de crainte d'être envoyés à la quarantaine, n'avaient point déclaré tous les morts, et les avaient cachés dans leurs maisons. On en découvrit par milliers, on les enterra dans les cimetières, sans qu'il se manifestât aucun exemple d'une infection ultérieure.

Il faut ranger dans la même catégorie les expériences qu'on a faites sur des criminels, lorsque, sur la fin d'une épidémie pestilentielle, dans les vues de s'assurer jusqu'à quel point les fumigations résineuses avaient réussi à désinfecter l'air, on a exposé ces individus à contracter la contagion, sans qu'alors elle ait pu se développer. On ne peut pas attribuer la raison de ce résultat à l'emploi seul des fumigations; car ces mêmes moyens, à toute autre époque qu'à la fin de l'épidémie, ont été tout-à-fait infructueux.

D'après cela, on ne peut pas admettre, avec Gulfedt (*), que les miasmes contagieux développés et répandus si généralement durant une épidémie, en soient l'unique cause; car, pour que la matière contagieuse, quelle que soit sa quantité, puisse se mettre en jeu, il faut une

(*) Op. cit., p. 146.

cause générale déterminante, sans laquelle cette action ne peut avoir lieu.

On serait tenté de croire que les divers climats et les differentes saisons de l'année, ont une grande influence sur la durée des épidémies; mais, dans la plupart des cas, ces circonstances n'en ont aucune. La *mort noire*, par exemple, quelque fût le lieu et le temps de son apparition, eut toujours une durée de cinq mois (*). D'après Chenot, la peste qui parut en 1738 dans la Transylvanie, parcourut différentes provinces de ce pays, sans être arrêtée par le froid le plus rigoureux qui régnait alors (**). Le même auteur assure encore (***) que, lorsque la maladie passait d'un lieu dans un autre, elle débutait avec la même intensité, et n'était subordonnée à aucune saison. Il fixe la durée totale d'une épidémie pestilentielle à seize mois.

Antrechau, dans la peste de Toulon, a remarqué que la durée de cette maladie avait été la même partout; qu'elle avait cessé plutôt dans les lieux où elle avait d'abord paru, par

(*) Minerva herausgegeben, von Archenholz. Aug., 1809.

(**) a. a. o., S. 44.

(***) a. a. o., S. 32.

exemple, plutôt à Lavalette qu'à Sixfours, quoique ces deux endroits soient voisins l'un de l'autre, et n'éprouvent qu'une même influence de la part de la température et des saisons de l'année.

Diemerbrœck (*) dit également que la peste avait duré plus long-temps dans les endroits où elle avait été apportée de Nimègue. Dans cette ville, en 1637, l'épidémie parut sensiblement diminuée, après un froid soutenu de sept jours, et se dissipa tout-à-fait; tandis que dans le voisinage où elle s'était montrée plus tard, elle régnait encore avec beaucoup de violence.

La fièvre jaune offre les mêmes résultats. L'épidémie qui parut à Malaga en 1804, s'était presque entièrement dissipée vers le milieu de novembre; tandis qu'à Gibraltar, où elle s'était manifestée vers la dernière moitié de septembre, elle régnait encore au commencement de janvier de l'an 1805, quoique les troupes fussent campées dans des barraques en plein air (**).

L'*influenza* qui se montra en 1781, eut la

(*) a. a. o. Lib. I, Cap. III.

(**) Allgemeine Zeitung vom 4ten und 6ten Febr. 1805.

même durée à l'est comme à l'ouest, à Cassel comme à Riga. Rush remarque que celle qui régna en 1789, se répandit partout aux environs, malgré la diversité de température. Willis a décrit une épidémie catarrhale analogue qui parut tout à coup en 1668, attaqua indistinctement tout le monde, et dura dans tous les lieux environ un mois (*).

Si les épidémies, à cause de cette régularité qu'elles observent dans leur développement, correspondent d'une manière si frappante aux différentes sortes d'organismes, et conservent dans les différens climats leur nature particulière qui les rend capables de résister aux circonstances extérieures, le rapprochement que nous avons établi devient plus juste encore par cette observation : que les épidémies, comme l'organisme individuel, ont leur époque de germination, et se renouvellent souvent pendant plusieurs années, indépendamment de l'anomalie des saisons, et jusqu'à ce que la constitution stationnaire correspondante venant à se dissiper, ôte ainsi à l'épidémie la faculté de se reproduire.

Les épidémies de variole décrites par Syden-

(*) Thomæ Willis Opera omnia. *Genev.* MDCLXXX, Tom. I, p. 209.

ham se renouvelaient chaque année, toujours à la même époque, jusqu'à ce qu'enfin elles disparussent. Huxham a fait la même observation. Il a vu la petite-vérole, dans les années 1728, 1729 et 1730, paraître épidémiquement dans le mois de juillet. Dans les années 1747, 1748 et 1749, un pareil exemple se renouvela, et la maladie parut chaque année dans le mois d'octobre.

Huxham a décrit d'autres épidémies qui avaient aussi des époques fixes pour leur retour. Dans le mois de décembre de 1744, il se manifesta à Plymouth, parmi les prisonniers français et espagnols une fièvre catarrhale putride avec des pétéchies. Cette maladie offrit des phénomènes semblables à ceux d'une inflammation des poumons, sans perdre toutefois son caractère de putridité. Elle cessa enfin au mois de juillet de l'année suivante, précisément lorsque la chaleur de l'été était la plus forte. L'année d'après, la même maladie reparut encore au mois de décembre, et se convertit dans le mois d'avril de 1746, en une véritable pneumonie inflammatoire.

Sydenham (*) observe que pendant deux et

(*) a. a. o. Sect. II, Cap. II.

trois années consécutives, après une épidémie de peste, la maladie reparaît toujours à la même époque de sa première apparition. C'est ainsi que la peste qui ravagea Marseille en 1721 (Antrechau), et celle qui parut vers la fin de l'année de 1770 (Orräus) s'étaient manifestées de nouveau, l'année suivante, à l'époque où elles avaient paru précédemment. La même chose a eu lieu pour la fièvre jaune qui a régné à Malaga, en 1804.

L'histoire des maladies épidémiques qui ont régné à Modène en 1792 et 1794, prouve combien le retour périodique annuel est indépendant des circonstances extérieures. Ces maladies, qui avaient débuté par un abattement général, des tintemens d'oreille, la stupeur, et des douleurs précordiales, et dans lesquelles le pouls était petit et serré, la gorge enflammée, où l'on voyait vers le quatrième ou septième jour une éruption abondante de pétéchies, et la gangrène de l'estomac après la mort, offrirent chaque année, dans le temps de la canicule, des caractères analogues et particuliers. Depuis cette époque jusqu'au commencement de l'hiver, malgré que les températures de ces trois années fussent alors si différentes, on vit les pétéchies disparaître entièrement.

Outre ces périodes annuelles, durant lesquelles les maladies épidémiques perdent toujours de plus en plus de leur force, et qui dépendent probablement de la constitution stationnaire, qui reste la même pendant plusieurs années, ces maladies ont encore des périodes ou une durée beaucoup plus longues sur lesquelles cependant nous n'avons point d'observations fixes, mais qui seraient d'autant plus importantes, qu'on pourrait en tirer quelques conséquences pour les périodes même de la constitution stationnaire.

Relativement à l'apparition de la peste en Égypte, Prosper Alpin fixe un intervalle de sept ans (*). Elle se montre à Alep une fois tous les dix ans (**). Sydenham dit qu'elle paraît à Londres tous les quarante ans (***).

Desportes (****) observe que la fièvre jaune, à Saint-Domingue, paraît tous les quatorze à quinze ans.

M. de Humboldt assure que la fièvre jaune

(*) a. a. o., Lib. I, Cap. xv.

(**) Alexander Russel's Nachricht von dem Zustand der Arzneygelahrtheit zu Aleppo und insbesondere von der Pest. Uebersezt, von J. F. Gmelin. *Gœttingen,* 1798.

(***) a. a. o., Sect. II, Cap. II.

(****) N. P. Gilbert, medicinische Geschichte der französischen Armee zu Sanct-Domingo im Jahr 10 (1803), aus d. Franz. von D. Aronsson. 1806, p. 193.

qui est presque endémique sur le continent de l'Amérique, devient épidémique à des époques déterminées (*). Le même auteur fixe pour le retour périodique des épidémies de petite-vérole dans ces contrées un intervalle de dix-sept à dix-huit ans ; bien que dans cet intervalle il arrive souvent des vaisseaux qui débarquent des individus atteints de cette maladie.

Dans le nord de la Perse, les épidémies de petite-vérole ne paraissent que tous les six ou dix ans. Dans cet intervalle on n'a point d'exemples de cette maladie qui survient ordinairement tout à coup. Des observateurs attentifs prétendent avoir remarqué que le vent du sud de l'Arabie précède toujours l'apparition de ces épidémies, dont la durée est environ d'une année entière (**).

Thomas Bartholin dit avoir entendu dire par des étudians de l'Islande, que la variole y règne épidémiquement tous les vingt ans (***).

(*) Essai politique sur le Royaume de la Nouvelle-Espagne, gr. *in*-4., Livrais. I, p. 66.

(**) Sam. Gottlieb Gmelin, Reise durch Russland. *St.-Petersburg*, 1774, 4, 3r Thl. S. 346.

(***) Epistolæ med., Cent. III, epist. 90.

De l'apparition des épidémies dans les différentes contrées de la terre, et de la direction dans laquelle elles se répandent.

Si l'on compare les maladies intercurrentes avec les épidémiques, et notamment avec celles qui se répandent par une contagion primitive, relativement à leur apparition dans les différentes contrées de la terre, il se présente d'abord une remarque générale que voici : les premières sont plus fréquentes dans les pays plus éloignés de l'équateur, et les secondes appartiennent plutôt aux contrées qui sont placées au-dessous ou à la proximité des tropiques.

La peste, l'éphémère britannique, la fièvre pétéchiale de Fracastor, la fièvre jaune, la variole, la rougeole, sont toutes venues des pays méridionaux. Les comparaisons suivantes prouvent que les épidémies des maladies contagieuses appartiennent plutôt à ces contrées qu'au pays du nord.

Premièrement. La longueur des intervalles des épidémies de la même maladie se trouve dans un rapport exact avec le degré de latitude. La peste, qui, d'après Prosper Alpin, était épidémique en Égypte tous les sept ans, ne paraissait-elle en Angleterre que tous les quarante ans, à l'époque même où l'établissement des quarantaines était si imparfait? D'après Gonzalez, la peste, depuis 1466 jusqu'en 1681, n'a régné à Cadix, d'une manière épidémique, que quatre fois, savoir : dans les années 1507, 1582, 1640 et 1681.

A la vérité, la peste, jusqu'en 1721, a paru vingt fois à Marseille, mais c'est dans un espace de temps beaucoup plus long (*).

D'après Desportes, qui vivait dans la seconde moitié du dernier siècle, la fièvre jaune, à Saint-Domingue, était épidémique tous les douze ou quinze ans; mais à Charles-Town et à Philadelphie, cette maladie, dans les trois premiers quarts du siècle passé, n'a paru qu'après un intervalle de quarante ans.

Suivant les idées de Valentin (**) sur le retour périodique des épidémies de la fièvre jaune dans le nord de l'Amérique, il paraît que ces épidémies sont moins fréquentes à mesure qu'on avance vers le septentrion. On les

---

(*) Mead opera, p. 221.

(**) Abhandlung über das gelbe Fieber, von Louis Valentin, a. d. Französ, von Amelung. *Berlin*, 1806, p. 34, u. ff.

observe moins à Philadelphie qu'à Charles-Town, et moins à Boston qu'à New-York.

La petite-vérole qui, d'après Sonnerat (*), est épidémique tous les ans, depuis le mois de février jusqu'au mois d'avril, dans la presqu'île de l'Inde, ne paraît que tous les vingt ans en Islande.

Secondement. Les mêmes maladies, telles que la phthisie, sont d'autant plus contagieuses que l'on se rapproche des contrées méridionales; elles y prennent du moins davantage les caractères des véritables contagions. Elles guérissent plus facilement d'elles-mêmes, et préservent mieux d'une seconde attaque. La siphilis, par exemple, d'après Brown (**) et Hornemann (***), se guérit en Egypte et à Fezzan sans le secours du mercure, et garantit l'individu d'une infection nouvelle.

La fièvre jaune paraît faire exception à cette règle générale. Cette maladie est plus fréquente dans l'Amérique méridionale, mais elle y est moins régulière et moins contagieuse; elle y

(*) Voyage aux Indes et à la Chine.

(**) Brown, Reisen in Africa, Egypten und Syrien. Cap. xx, p. 390.

(***) Hornemann, Tagbuch seiner Reise von Caire nach Murzuck. *Weimar*, 1802, p. 122.

prend souvent le type de fièvre intermittente, tandis que, dans l'Amérique septentrionale, elle a plutôt le caractère de fièvre continue, et parcourt ses périodes comme les fièvres exanthématiques. Elle se présente, pendant les trois premiers jours, avec un pouls plein et dur, et passe ensuite dans la seconde période, qui est marquée par une diminution sensible de la fièvre, et par des vomissemens d'une matière particulière à cette maladie. On est allé jusqu'à nier la contagion de la fièvre jaune dans l'Amérique méridionale et les Indes occidentales, et on a cru devoir la considérer seulement comme une maladie endémique. Mais les intervalles qui séparent les épidémies particulières, et dans lesquels elles ne se montrent point, quoique la température soit si favorable quelquefois à l'apparition de ces maladies, contredisent cette opinion. Des expériences nombreuses prouvent même que la maladie s'est développée quelquefois subitement par contagion chez des étrangers, même sur mer, où ils n'étaient exposés à aucune influence locale, et où ils étaient parfaitement pourvus de tout ce qui leur était nécessaire. Fiedler (*) a ob-

(*) Fiedler, über das galbe Fieber nach eigenen in

servé un cas de cette nature. Il avait été chargé d'accompagner aux Indes occidentales, en 1797, un corps de troupes à la solde anglaise, composé d'Allemands, de Hollandais et de Hongrois, qui étaient tous bien portans, et dont il ne mourut dans la traversée qu'un seul individu atteint de la siphilis. On débarqua d'abord à la Martinique, et l'on envoya ensuite les troupes à la Trinité. Quoique le vaisseau fût si chargé que plus de la moitié de l'équipage fut obligé de passer les nuits sur le tillac, il n'y eut cependant qu'un très-petit nombre d'individus atteints de maladies bien légères.

En débarquant à la Trinité les soldats furent obligés de se mettre à l'eau : ils en avaient plus de trois pieds de profondeur. Ils passèrent quatorze nuits en plein air, et ils furent affectés à la vérité de maux de tête et de fièvre, mais on n'observa point de traces de la fièvre jaune, pas même lorsque l'île eut capitulé, et que les soldats furent logés dans les habitations. Toutes les maladies dont furent attaqués les soldats affaiblis par les fatigues et les excès, se dissipèrent promptement par l'usage des remèdes légèrement évacuans. Mais dès que ces

---

West-Indien gemachten Beobachtungen. *Tübingen*, 1806.

troupes se furent rembarquées dans un vaisseau espagnol, qui fut pris par la suite, la fièvre jaune se déclara subitement au bout de trois jours avec une telle violence, que, dans une semaine, le quart de l'équipage fut atteint de cette maladie. Ce fut alors que l'on apprit, pour la première fois, que la fièvre jaune avait régné auparavant dans ce vaisseau. Du reste, ce bâtiment avait une riche provision de bon biscuit, d'eau pure et de vin d'Espagne. Les soldats avaient supporté le climat sans aucun inconvénient, et avaient regagné en bonne santé la mer, que Lind (*) regarde comme le meilleur et souvent l'unique moyen de guérir promptement les maladies développées à terre. Rien ne leur manquait, et l'apparition de la fièvre jaune ne pouvait être attribuée qu'à une contagion.

Troisièmement. Des maladies contagieuses qui ne sont jamais épidémiques au-delà des tropiques, peuvent le devenir sous les tropiques même. Telle est, par exemple, l'hydrophobie. Moseley raconte que cette maladie parut, en 1783, aux Indes occidentales, avec un tel caractère d'épidémie, qu'un grand nombre de chiens qui n'avaient eu aucune espèce

(*) Lind, on the diseases of hot climates, p. 169.

de communication avec ceux qui étaient déjà malades, en furent atteints. Ceux mêmes qui, à cette époque, avaient été amenés d'Europe ou de l'Amérique septentrionale, et qui étaient bien portans quand on débarqua, furent attaqués de la rage en arrivant (*).

La direction que prennent les épidémies est, la plupart du temps, de l'est à l'ouest. Pline avait déjà remarqué que les maladies pestilentielles se dirigeaient toujours vers l'occident (**).

Sims (***), qui ne fait pas mention de Pline, dit, à l'occasion de la maladie épidémique qu'il avait observée en 1771, et qui s'était portée de l'orient à l'occident, que toutes les maladies épidémiques prennent cette direction.

A cet égard, la maladie qu'on a désignée sous le nom d'*influenza*, et qui parut en 1782, présente quelque chose de très-remarquable.

(*) A Treatise on Tropical diseases and on the Climate of the West-Indies, by Benjamin Moseley, M. D. *London*, 1787.

Allgemeine Litteratur-Zeitung vom Jahr. 1789, 3r B. p. 466.

(**) Observatum est a meridianis partibus ad occasum solis pestilentiam semper ire. C. Plinii, natur. histor. Lib. VII, Cap. L.

(***) a. a. o., p. 114.

Elle attaqua d'abord les Russes à Kiachta sur les frontières de la Chine, et se répandit ensuite, en passant par Irkutzk, dans toute la Russie (*). Emmanuel Kant (**) croit que cette maladie était venue de la côte occidentale du continent de l'Amérique, parce que les Russes avaient commencé à visiter ce pays, d'où ils s'étaient transportés ensuite dans les îles culiriques, et de là chez les Mandsoures, qui faisaient le commerce de pelleterie par le fleuve d'Amour, depuis ces îles jusqu'à la Chine.

La maladie régna à Pétersbourg dans le mois de janvier; elle parvint ensuite à Riga le 4 février (v. s.). Elle resta pendant 48 heures dans le faubourg de la ville du côté de Pétersbourg. Vers le sixième jour elle se répandit dans les autres quartiers, et le 12 du même mois il n'y eut presque plus personne dans cette ville qui n'en fût attaqué. A Cassel l'épidémie se manifesta le 15 mai, vers la Pentecôte, et quelques jours après la plupart des habitans en furent atteints. Au mois de septembre 1782, cette maladie fut portée jusque

(*) Göttingische gelehrte Anzeigen. 42 Stück, den 19 Octob. 1787.

(**) Baldinger, neues Magazin für Aerzte. 1 B., 3 St, p. 260.

dans les Etats-Unis d'Amérique, et disparut ensuite en passant chez les sauvages.

La mort noire (1) avait paru en Chine en

---

(1) Cette maladie, qu'on a aussi nommée *peste noire*, et que les auteurs ont presque personnifiée en la représentant comme un monstre, qui, sorti d'un marais infect, s'élance dans les campagnes, et dévore tout ce qu'il trouve sur son passage, partit, suivant eux, du Royaume de Cattay, au nord de la Chine, en 1346, se glissa dans l'Inde, parcourant la Turquie d'Asie et d'Europe, pénétra en Egypte et dans une partie de l'Afrique, fut portée en Sicile par des vaisseaux venant du Levant en 1347 : de là elle passa par le même moyen à Pise et à Gênes; infecta, en 1348, toute l'Italie, excepté Milan; le pays des Grisons et d'autres contrées voisines des Alpes, où elle fit peu de ravages; franchit les montagnes la même année, désola la Savoie, la Bourgogne, le Dauphiné, la Provence, le Languedoc; pénétra en Catalogne, dans les royaumes de Grenade et de Castille, et parcourut presque toute l'Espagne. Elle ravagea, en 1349, l'Angleterre, l'Ecosse, l'Irlande et la Flandre, à l'exception du Brabant, où elle fit peu de mal; porta, en 1350, ses fureurs en Allemagne, dans la Hongrie, le Danemarck, et dans presque tout le nord de l'Europe, d'où elle revint, pour ainsi dire, sur ses pas; dévasta la partie de la France qu'elle avait laissée intacte; désola de nouveau, en 1361, celle qu'elle avait déjà attaquée, retomba sur l'Italie, qu'elle dépeupla; et finit, en 1363, après avoir emporté, s'il faut en croire Villani et d'autres historiens, les quatre cinquièmes des

1346 (*); elle fut dirigée ensuite sur les Indes orientales, sur la Perse et sur la Turquie. En 1347 un vaisseau la porta en Sicile, à Pise et à Gênes, et elle se manifesta en 1348 dans la Savoie, la Provence, la Catalogne, la Castille; et en 1349, en Angleterre, en Ecosse et en Allemagne.

La suette anglaise (*febris ephemera britannica*), d'après Mead, n'est point endémique en Angleterre; elle n'est qu'une variété de la peste (**). Celle qui régna en 1485, fut d'abord remarquée chez les soldats avec lesquels Henri VII débarqua dans le comté de Wallis, en venant de France. Elle avait été apportée en France trois ou quatre ans auparavant, de l'île de Rhodes, qui était alors assiégée par les Turcs. Depuis cette époque, cette maladie a paru quatre fois en Angleterre. Cet auteur suppose que les deux épidémies de 1527 et 1528 étaient venues de Florence et de

---

habitans de l'Europe. (*De la Peste*, ou *Epoques mémorables de ce fléau*, etc. *J. P. Papon*, pages 103 et 104, Tom. I.) (G.)

(*) Histor. Florent. di Matteo Villani. L. I, Cap. 11.

(**) Richard Mead, Dissertatio de pestiferæ contagionis natura et remediis eidem prævertendæ idoneis. *Juxta exemplar Hagæ-Comitum, apud Isaacum Vaillant*, MDCCXXI, p. 10.

Naples, où la peste régnait alors, et il s'appuie de l'opinion de Cajus Britannus (*), qui croit que les dernières épidémies de cette maladie étaient venues directement de la Turquie.

L'année 1773, il parut, en Angleterre, une fièvre maligne, qu'on disait avoir été apportée de Dunkerque, et que Mead attribuait à une maladie semblable qui s'était répandue à Hambourg et à Dantzick (**). Le germe en était venu de la Pologne et de la Russie. La fièvre pétéchiale, décrite par Fracastor, et qui régna en 1505 et 1528, principalement en Italie, était venue de Chypre et des îles voisines (***) (1).

(*) Cajus Brit. de Febre ephemera.

(**) Mead. Dissert. de pestiferæ Contag. natura, etc., etc., p. 12.

(***) Fracastorius de contagionibus, Lib. II, Cap. VI.

(1) A l'occasion d'une épizootie pestilentielle avec charbon à la langue, qui régnait, en 1682 et 1683, en Pologne, en Allemagne, en Suisse, en Italie, en France et en Angleterre parmi le gros bétail, le docteur Wincler, premier médecin du prince Palatin, dans une lettre adressée au docteur Frédéric Slare, remarque que cette maladie ne se déclarait point, comme on le croyait, au même moment dans tous les lieux, mais qu'elle avait une direction et une marche regulière, et qu'elle faisait environ deux mille d'Allemagne en vingt-quatre heures, sans épargner un seul village sur son chemin et aux environs. (*Voy.* Philosoph. Transact., n° 145, art. 5. *Voyez*

La fièvre jaune présente encore ici une exception ; cependant on peut remarquer qu'elle fut introduite d'abord aux Indes occidentales par les Européens, qui probablement l'avaient apportée des contrées de l'Orient, comme semble l'indiquer le nom de maladie de Siam, qu'on lui donnait autrefois.

Le père Labat (*), qui était à la Martinique, en 1694, dit que la fièvre jaune y avait été apportée par le vaisseau l'Oriflamme, qui à son retour de Siam, s'était arrêté sur les côtes du Brésil. Duvallon assure (**) qu'elle passa en 1692, de Guinée aux Indes occidentales.

Enfin, M. de Humboldt, dans l'ouvrage que nous avons cité plus haut sur le royaume de la Nouvelle-Espagne, assure que la fièvre jaune, dans l'Amérique méridionale, n'attaque que les Européens et les créoles, tandis que les

---

d'autres exemples encore dans les Recherches historiques sur les Maladies épizootiques, publ. par M. Paulet. *Paris*, 1775, T. I.) (B.)

(*) Nouveaux Voyages aux îles de l'Amérique, par Labat. T. I, p. 73-74. Und Reise nach der Insel Martinique in der Bibliothek der neuesten Reisebeschreibungen. 10r Band., S. 45.

(**) Ehrmanns Bibliothek der neuesten Reisebeschreibungen. 10r Bd.

Duvallon, Schilderung von Louisiana, p. 84.

indigènes sont sujets à une autre maladie qui leur est particulière, et qu'on désigne sous le nom de *Matlazahuatl.* Cette maladie revient tous les cinquante ou cent ans, et fait des ravages extraordinaires parmi les indiens espagnols, tandis qu'elle épargne les individus de la race caucasienne. Il est difficile de dire si la siphilis fait exception à cette règle. L'yaws et l'éléphantiasis, d'après Hillary, ont été portés par les nègres à l'île de Barbade, où ces maladies attaquaient même les Européens.

Des causes externes des épidémies.

L'exposition des causes externes des épidémies est d'autant plus insuffisante, même à l'époque actuelle de la médecine, que la physique moderne, qui a ébranlé toutes les anciennes théories, n'a pu encore, quels que soient ses progrès, substituer rien de plus satisfaisant aux anciennes idées à cet égard. Nous sommes donc réduits à réunir ici les circonstances extérieures auxquelles les bons observateurs ont attribué le plus d'importance, surtout celles qui se rencontrent le plus fréquemment dans les épidémies, afin de les comparer entre elles, et de leur assigner l'influence qu'elles peuvent avoir sur la production de ces maladies, bien qu'on ne puisse pas déterminer exactement leur manière d'agir.

Hippocrate (*) ayant observé que des individus d'âge et de sexe différens, d'une manière de vivre quelquefois si opposée, dont les uns sont sobres, et les autres intempérans, qui se livrent à l'exercice ou au repos, etc., étaient atteints a la même époque de maladies épidémiques, en avait conclu qu'il devait y avoir pour la production des épidémies une cause généralement répandue qu'il dit exister dans le *medium ambians*.

Depuis cette époque, c'est presque une opinion générale parmi les médecins qu'un état extraordinaire de l'atmosphère, notamment de la température, de l'humidité, de l'électricité, de la pesanteur de l'air, des vents, qu'un changement de temps subit, des émanations putrides, des exhalaisons vénéneuses arsénicales suivant les anciens, et un changement de rapport ou de proportion dans les parties constituantes de l'air, une surabondance de phlogistique suivant les modernes, que tous ces changemens soit réels, soit imaginaires, sont les conditions suffisantes d'après lesquelles les maladies épidémiques se développent ou se

(*) Lib. de natura human. text. 8 et 9.

répandent généralement par des miasmes contagieux originaires.

Mais si l'on réfléchit, au contraire, que les épidémies se répètent à des époques déterminées, quelles que soient alors les différences de la température, que la même épidémie dure toujours le même espace de temps dans les saisons et les climats les plus opposés, qu'enfin, dans des cas plus rares à la vérité, plusieurs espèces d'animaux sont attaqués en même temps d'épizootie (*), on peut douter que les changemens de l'atmosphère suffisent pour les développer, et ce doute se confirme de plus en plus par l'histoire des épidémies même.

C'était un principe fondamental admis même dans les temps modernes, qu'un degré consi-

(*) Il est vrai que dans la classe des mammifères l'influence des causes extérieures présente une grande différence ; mais cette différence ne se rapporte qu'aux substances introduites dans les organes de la digestion, et n'a pas lieu pour celles qui sont introduites dans le poumon, puisque cet organe, dans les différens animaux du même ordre, offre beaucoup moins de différence; la plupart des expériences, du moins, qui ont été faites sur la non respiration de quelques gaz, ont été pratiquées sur des animaux, et on en a fait ensuite une application à l'homme.

dérable de chaleur était la cause la plus fréquente du développement et de la propagation des maladies contagieuses et des épidémies.

Cette opinion présente un très-haut degré de probabilité, à cause de la plus grande fréquence des épidémies sous les tropiques; mais l'expérience prouve que ce n'est pas la chaleur qui en est la cause : il faut la chercher dans d'autres circonstances.

Prosper Alpin (*) remarque que la peste, en Egypte, cesse par l'effet d'une grande chaleur; car cette maladie, qui se développe en septembre ou plus tard encore durant une température modérée, diminue au commencement de juin, qui est le temps des plus fortes chaleurs, et cesse tout-à-fait à l'époque où le soleil entre dans le signe du Cancer, au point qu'on ne voit plus alors aucun exemple de contagion.

Russel (**) dit qu'à Alep la peste disparaît toujours dans le temps le plus chaud de l'année. Richard Chandler, dans son voyage dans l'Asie mineure, fait la même remarque. A Smyrne la peste cesse ordinairement à l'époque des plus fortes chaleurs; elle paraît au

---

(*) Op. Cit. Lib. 1, Cap. XV.
(**) Liv. C. p. 189.

commencement de l'été; mais, suivant l'opinion commune des Turcs, elle ne doit point durer au-delà du 10 août; et souvent, au contraire, elle reparaît vers la fin de la saison chaude.

On trouve partout de nombreux exemples d'épidémies qui ont commencé au milieu de l'hiver. Diemerbrœck cite un grand nombre d'auteurs qui en ont rapporté plusieurs (*).

Galien (**) parle d'une épidémie pestilentielle qui régnait à Aquiléja pendant les plus grands froids, et y faisait les ravages les plus extraordinaires. Fernel (***) remarque aussi qu'il y a eu des pestes qui ont commencé en hiver et cessé en été. Radzivil (****) a de même décrit une peste qui régna avec une violence extrême dans les mois de décembre, janvier et février, et cessa par la chaleur de l'été.

D'après le témoignage de Morell (*****), une épidémie pestilentielle acquit beaucoup d'intensité à l'occasion d'un vent de nord soutenu qui vint à paraître. Le même auteur a vu, à

(*) Op. cit. Lib. I, Cap. VIII, annot. V.

(**) De Libr. prop. Cap. II.

(***) De abditis rerum causis, Lib. II, Cap. XII.

(****) Radzivil Itinerar.

(*****) Joannes Morellus, de Febre purp., Cap. III.

Châlons, une peste qui se manifesta pendant un printemps sec et froid, et à la suite d'un hiver rigoureux.

La peste qui régnait à Londres en 1664, parut dans le mois de décembre. Celle qui ravagea Oczakow, dans les années 1738 et 1739, commença chaque année en hiver, et finit en été.

Tandis que Sydenham trouvait que la petite-vérole était plus fréquente et plus meurtrière dans la canicule, lorsque la chaleur est si forte, on observait en France une épidémie de variole qui fit beaucoup plus de ravage en hiver qu'en été (*).

On connaît un plus petit nombre d'exemples de fièvre jaune survenue dans l'hiver. Cependant Rush fait mention de quelques épidémies qui ont régné en décembre avec beaucoup de violence. A Gibraltar, l'épidémie de 1805 n'avait pas encore cessé le 6 de février; et, pour en arrêter les progrès, on avait résolu de brûler quelques quartiers de la ville. Il serait facile, au contraire, de rapporter un certain nombre de cas où la température la plus chaude et la plus favorable en apparence

(*) *Lamotte*, Traité complet de Chirurgie, Tom. III, p. 383.

à la production de la fièvre jaune, n'avait cependant pas occasioné cette maladie.

Lionel Chalmer fait une description vive de la température de l'été de 1752 à Charles-Town, dans la Caroline méridionale (*). La chaleur était si extraordinaire, que, si l'on portait sous les aisselles le thermomètre auparavant exposé à l'ombre, il baissait de plusieurs degrés. Le printemps avait été très-sec; il ne tomba point de rosée dans l'été; et la chaleur était si forte, qu'elle faisait périr les animaux de soif, et que les oiseaux ne pouvaient plus voler. Il ne faisait pas le moindre vent, et cependant on ne se rappelle pas d'avoir vu un temps plus sain. Les individus qui tombaient malades, quoique accablés de chaleur, se rétablissaient facilement, et il en périssait peu de maladies fébriles.

En 1804, à Philadelphie, il faisait une chaleur étouffante, qui fut suivie de pluies continuelles. On craignait généralement une épidémie (**), et cependant il ne s'en développa point.

(*) Lionel Chalmer Nachrichten über die Krankheiten und Witterung in Süd-Carolina. a. d. Engl. *Stendal.* 1788.

(**) Allgemeine Zeitung, den 7 september, 1804.

On regarde une grande humidité de l'atmosphère comme une cause aussi fréquente des épidémies, et notamment de la fièvré jaune, qu'une sécheresse considérable. Hopfengärtner (*) a prétendu détruire cette contradiction, en disant que, dans les pays septentrionaux, un temps de pluie soutenu produisait les mêmes effets qu'une forte chaleur sèche sous les tropiques. Mais on retrouve la même contradiction relativement au climat des îles des Indes occidentales. Tandis que Gilbert et Desportes assurent que la fièvre jaune devient épidémique à Saint-Domingue après une chaleur sèche soutenue, Pugnet dit que la même maladie paraît à Sainte-Lucie dans le temps pluvieux, et que, durant la saison chaude et sèche, tous les vaisseaux pouvaient débarquer avec sûreté dans l'île; car à cette époque ils s'acclimataient facilement.

Comme les épidémies, ainsi que nous l'avons déjà dit dans le dernier article, surviennent plus souvent, et sont plus intenses sous les tropiques, on ne peut pas attacher une grande importance à la recherche de leurs causes dans les variations du baromètre; car, comme on

(*) Vorrede zur Uebersezung von Rush Beschreibung des gelben Fiebers in Jahr, 1793, p. XVI.

sait, sous ces latitudes ces variations sont peu considérables.

L'influence de l'électricité n'est probablement pas d'une grande importance; car l'électricité même dans la campagne, sur les hauteurs, au haut des plus grands arbres, n'indique guère à l'électromètre le plus parfait de Volta, que deux à cinq degrés au plus; mais dans les villes et les lieux habités on n'en observe point de traces. Volta ne fait point dépendre même de l'électrité atmosphérique, ces affections particulières que ressentent certains individus faibles dans les temps d'orage (*). Également d'après les observations de Saussure, l'électricité disparaît entièrement du voisinage des maisons, des arbres et des rues (**). Il est prouvé en outre par un grand nombre d'observations, notamment par celles de Read à Knightsbridge (***), que dans 397 expériences qu'il avait faites, l'électricité positive de l'air s'était changée en électricité négative environ 156 fois, sans qu'il en eût résulté aucun effet particulier.

(*) Volta meteorologische Briefe, a. d. Italienischen, 1 B^d, *Leipz.* 1793, p. 155.

(**) Gehler physikalisches Wörterbuch. 5 B^d, p. 560.

(***) Gehler phys. Wörterb. 5 B^d, p. 562.

Les vents ont bien une influence marquée sur la santé des hommes et des animaux, et la part qu'ils ont dans la production des maladies intercurrentes dans quelques contrées de la terre, est bien plus considérable que celle de la température et de l'humidité. Mais si l'on considère que, dans les pays d'une latitude élevée, les vents ne soufflent ni avec violence, ni d'une manière constante, et que, même d'après les observations de MM. de Humboldt et Gay-Lussac (*), ils ne produisent aucun changement dans les parties constituantes de l'air, il est clair qu'on ne peut, d'après cela, leur attribuer aucune influence particulière sur le développement des épidémies. D'ailleurs, il y a une multitude d'exemples des mêmes maladies répandues épidémiquement sous l'action des vents les plus opposés. Ceux qui sont particuliers aux contrées méridionales, tels que le *sirocco* en Italie, le *chamsin* en Egypte, le *sammum* dans les déserts entre Bassara et Bagdad, méritent une plus grande attention. Ces vents doivent avoir sans doute sur la santé des habitans de ces pays une grande influence, mais cela ne suffit point pour les considérer

(*) Neues allgemeines Journal der Chemie. 5r Bd, 1 Heft.

comme la cause des maladies épidémiques. C'est ainsi que la peste, en Egypte, commence à une époque où le chamsin ne souffle pas encore, et disparaît dans celle où ce vent est le plus fort, c'est-à-dire, dans le mois de juin. Ce vent est plus dangereux pour les chameaux et les chevaux que pour les hommes, car il fait périr souvent ces animaux, pendant que les hommes n'en sont point incommodés (*). L'harmattan, aussitôt qu'il commence à souffler, fait disparaître les épidémies qui règnent alors, et notamment la petite-vérole (**). Enfin on pourrait ajouter que, dans beaucoup de contrées sous les tropiques, les vents sont très-réguliers et rafraîchissans, car ils viennent de la mer et des Indes occidentales, et qu'indépendamment de cela il règne dans ces pays des épidémies meurtrières.

Par rapport aux émanations et aux changemens qui surviennent dans les parties constituantes de l'air, les découvertes des chimistes modernes doivent nous rendre circonspects pour adopter ces altérations et ces changemens considérables qu'on a cru y remarquer quelquefois. Les analyses les plus exactes

(*) Allgemeines Journal der Chemie. 5ter Bd, 1 Heft.

(**) Gilberts, Annalen. 28 Bd, 4 Stük.

faites avec les instrumens les plus parfaits par MM. de Humboldt et Gay-Lussac (*), et par M. de Marti (**), prouvent que les quantités des parties constituantes de l'air restent les mêmes, quelle que soit la différence des vents et de la température.

Les autres physiciens qui ont analysé l'air des régions les plus opposées de la terre, ont trouvé un résultat analogue. Davy, dans l'analyse de l'air apporté de Guinée; Cavendish, dans celle de l'air de Londres et de Kensington; Spallanzani, dans celle de l'air des Apennins et de Pavie; Bertholet en Égypte, Volta au mont Saint-Gothard; Berger, dans les vallées de Chamouny, ont trouvé des différenees très-peu remarquables.

Mais s'il est vrai que ces mêmes observateurs aient expressément remarqué qu'il pouvait exister dans l'atmosphère un grand nombre d'émanations plus subtiles qui avaient échappé à leurs instrumens, et qu'il était très-vraisemblable, d'après les expériences de Davy (***), que l'azote pour lequel on ne reconnaît point

---

(*) Allgemeines Journal der Chemie. 5ter Bd, 1 Heft.

(**) Gilberts, Annalen. 28 Bd, 4 Stük.

(***) Thomson, systeme of Chemistry. *Edinburgh*, 1802, Vol. X, p. 485, u. ff.

de réactif positif, passe dans le sang par la respiration, ou disparaît entièrement; ces recherches prouvent pourtant que l'air atmosphérique a une tendance particulière à un certain genre d'assimilation capable de cacher dans son sein des substances étrangères (1). C'est ainsi que Volta, dans une analyse exacte, a trouvé que le gaz hydrogène disparaïssait au voisinage des marais.

Alexandre de Humboldt (*) ayant vidé dans sa chambre plusieurs bouteilles d'oxigène, a trouvé quelques minutes après à l'eudiomètre phosphorique, qu'il n'en restait plus de traces. Dans le même endroit, on indique les recher-

(1) D'après les expériences faites par MM. Allen et Pepys, il n'y a ni absorption ni dégagement d'azote dans la respiration de l'homme. Berzelius a trouvé en outre que le sang humain était beaucoup plus combustible que celui des herbivores, et il en conclut qu'il devait contenir moins d'azote, ce qu'il constata par une combustion lente de cette liqueur. Le sang d'un jeune bœuf, avec lequel il fit ces expériences, donna alors constamment du carbonate d'ammoniac, pendant que le sang de l'homme fournit beaucoup plus de sels muriatiques, entre autres du muriate de potasse. (B.)

(*) *Voy*. Humboldt, Versuche über die gereizte Muskel und Nervenfaser nebst Vermuthungen über den chemischen Process des Lebens in der Thier und Pflanzen-Welt. *Posen und Berlin*, 1797, 2 B., 312.

ches de Félix Fontana, qui, ayant répandu douze mille pouces cubiques d'acide carbonique dans sa chambre, n'en a plus retrouvé de vestiges dix minutes après. Il n'est pas moins remarquable que la quantité d'oxigène de l'atmosphère soit si constante dans les différentes saisons de l'année, tandis que les sources de cette substance sont si variables.

Il ne manque pas non plus d'exemples que des substances en putréfaction communiquent à l'air leurs émanations sans qu'il en résulte des maladies. Dans l'année 1642, il s'était donné une bataille considérable à Juliers. Plus de huit mille soldats, sans compter les domestiques, les gens de train, les femmes et les enfans, et un grand nombre de chevaux perdirent la vie. Tous ces corps morts exposés à l'air tombèrent bientôt en putréfaction, et cependant il ne s'en suivit point de maladies (*).

On trouve consigné dans le journal intitulé : *Neue nordisch. Archiv.* (**), un exemple plus nouveau, et qui est d'autant plus intéressant, qu'il contredit en partie la théorie de Rush sur

(*) Diemerbroeck, Lib. I, cap. V. annot. IV.

(**) Erster Bd, erster stük.

l'origine de la fièvre jaune. En 1793 (*), un navire qui revenait des Indes orientales fut endommagé au point que l'eau entra dans le bas-bord ; elle fit avarier une quantité considérable de café ; il s'en dégageait une odeur épouvantable, provenant surtout de la partie du vaisseau où étaient les pompes qui donnaient cours à l'eau putréfiée. Cette odeur était si forte, que de huit hommes qui étaient descendus l'un après l'autre à fond de cale, et qui faillirent tous périr, si on ne les avait retirés promptement, deux tombèrent morts parce qu'ils avaient pénétré les premiers, et étaient restés plus long-temps exposés à l'influence de cette vapeur. Celle-ci s'étant répandue dans tout le vaisseau, l'intérieur et le dehors en avaient été tellement pénétrés que tout ce qui était peint en était devenu noir. Néanmoins, durant la traversée, tout l'équipage jouit d'une bonne santé, excepté les deux hommes qui furent asphyxiés, et un matelot nègre qui mourut.

Cependant il faut remarquer d'un autre côté qu'il y a des contrées qui sont essentiellement malsaines, et qui ne peuvent être habitées impunément par des étrangers même pen-

(*) a. a. op. S. 13.

dant un temps très-court. Il y a, dans les climats chauds notamment, des pays nouvellement défrichés, dans lesquels la végétation est d'ailleurs vigoureuse et magnifique, et où les métaux s'oxident plus vite et plus fortement. Lind raconte que sur la côte de Guinée, les premières pluies surtout, ont une propriété particulière (*). Les habitans n'osent pas se baigner dans cette eau pluviale, qui, dans l'espace de quarante-huit heures, a la propriété de moisir et de ronger le cuir des souliers : elle fait des taches aux habits, et le sol auparavant sec et stérile se couvre de grenouilles. A la même époque on voit naître dans les cuirs, qui sont un article principal de commerce pour le pays, une quantité considérable de vers pour lesquels les oiseaux, qui se nourrissent ordinairement d'insectes, ont la plus grande aversion. Les étoffes de laine qui sont mouillées par cette pluie, exposées ensuite au soleil, sont dans quelques heures remplies de vers.

En 1786, un bâtiment français fut envoyé à la Côte-d'Or pour y former un établissement. Lorsqu'on commença à défricher le pays, les

---

(*) An Essay on Diseases incidental to Europeans in hot Climates, By James Lind, M. D., the fourth edition. *London*, MDCCLXXXVIII, p. 45.

hommes furent attaqués d'une fièvre nerveuse, et il semblait que les exhalaisons morbifères sortaient de la terre à chaque coup de pioche qu'ils donnaient. Les uns, après un court frisson, étaient atteints d'une fièvre violente, avec une chaleur extraordinaire, de la sécheresse sur tout le corps, la langue et les dents noires; les autres tombaient dans un affaiblissement total avec délire, sans aucun changement dans le pouls; ils avaient les yeux saillans et brillans, et un mal de tête intense. D'autres étaient attaqués d'une douleur vive constante dans l'hypocondre gauche, d'une pesanteur et d'embarras du bas-ventre avec constipation ou vomissement continuel des matières vertes, âcres et corrosives qui enflammaient l'intérieur de la gorge et de la bouche (*).

Il y a dans les latitudes plus élevées certaines contrées qui offrent des influences aussi défavorables. C'est ainsi que dans la Zélande, à Berg-op-Zoom, dans le Brabant hollandais, dans les îles de Walcheren, etc., peu de temps après les inondations, ou vers la dernière moitié de l'été, lorsqu'il fait chaud le jour et froid la nuit, et qu'il y a des brouillards le

(*) Valentin, über das gelbe Fieber, p. 78.

matin, on voit se développer des fièvres qui débutent par des maux de tête violens, et une forte chaleur sans être précédée de frisson, et sont accompagnées de nausées, de crampes d'estomac et de vomissement : quelquefois les malades tombent tout à coup dans le délire. Dans le pays de Saint-Michel Gastel, un brouillard épais et puant avait paru un jour dans les marais et les prairies qui bordent la route de Bois-le-Duc ; la cavalerie fut obligée d'y passer le matin vers les quatre heures pour aller chercher son fourrage au magasin général. Un grand nombre de cavaliers devinrent comme fous, et se laissèrent tomber de cheval ; d'autres se plaignaient d'une chaleur violente, de soif, de vertige, des envies et des efforts de vomissement. La fièvre au commencement était continue, et ensuite intermittente. Quelques individus, trois ans après, s'en ressentaient encore ; il y en eut qui devinrent épileptiques, et d'autres qui restèrent sujets à des accès fréquens de fièvre intermittente (*).

Toutes les maladies qui proviennent du séjour dans quelque pays malsain sont endémi-

(*) Pringle, Beobachtungen über die Krankheiten der Armee, p. 208–10.

ques et non épidémiques ; elles ne se manifestent pas en général à des époques particulières et distinctes, et ne préservent point les individus qui en ont été attaqués une fois d'une seconde infection ; elles ne se terminent pas par la santé parfaite, mais elles laissent toujours après elles quelques dispositions aux maladies chroniques (1).

---

(1) Pendant mon service dans les hôpitaux de l'île de Walcheren, j'ai eu occasion fréquemment de constater cette observation. Une fois que les soldats avaient éprouvé la fièvre propre à ces contrées, ils conservaient ensuite, même après une convalescence complète, une grande disposition à la contracter de nouveau. Pour favoriser la guérison parfaite de ces malades, on avait senti la nécessité de les évacuer sur les hôpitaux de la Flandre et des Pays-Bas. Mais ces hommes à peine de retour dans l'île retombaient malades, et finissaient par succomber, si on ne leur faisait pas quitter ce pays pour toujours. Plus on y prolonge le séjour, plus la santé s'altère. Si l'on parvient à s'habituer à l'influence fâcheuse de ce climat, ce n'est qu'aux dépens de la force et du ton de la fibre. Pour éviter les malheurs qui ont frappé tour à tour les troupes hollandaises, allemandes et françaises qui ont séjourné plus ou moins long-temps dans l'île, il eût fallu de temps en temps en renouveler la garnison. — Si les soldats français y ont moins souffert que les autres, on le doit en partie aux sages conseils qui furent donnés par des hommes célèbres dans l'hygiène militaire et la

Si les principes énoncés ci-dessus peuvent faire douter que les changemens introduits dans le *medium ambiant* soient suffisans pour produire les épidémies, il est nécessaire d'en chercher les causes d'un côté, dans le développement de l'organisme ou de l'espèce humaine, et de l'autre, dans des rapports *cosmiques* ou terrestres profondément établis, et auxquels l'organisme de l'homme, comme le plus parfait, doit être le plus sensible. On peut tout au plus attribuer aux circonstances extérieures, dont nous avons parlé plus haut, une influence

---

physique, que le gouvernement français avait envoyé, dans l'île pour cet objet; mais peut-être aussi que la constitution et le tempérament de la plupart des soldats mêmes n'ont pas moins contribué à ce résultat favorable. Les troupes de Walcheren (en 1811) se composaient de conscrits réfractaires de tous les départemens de l'empire français. Ceux venus des pays méridionaux résistaient le plus long-temps et guérissaient plus promptement. Les prisonniers espagnols, au nombre de neuf cents à mille, qui se trouvaient dans l'île, furent ceux que les maladies attaquèrent le plus rarement, malgré toutes les circonstances malheureuses qui accompagnent la captivité, et malgré les affections morales, la nostalgie, etc., qui devaient avoir tant d'influence sur des hommes de ce caractère, si loin du sol qui les avait vus naître, et qu'ils avaient défendu avec tant d'enthousiasme. (B.)

accidentelle capable de favoriser ou d'empêcher les épidémies, et on est obligé de rejeter cette idée commune, qu'un changement fréquent et rapide de la température est la cause des épidémies. Il faut partager l'opinion de M. de Humboldt (*), qui dit qu'une cause favorable aux épidémies se rencontre dans un type uniforme des phénomènes météorologiques (c'est-à-dire, que dans les pays et dans des époques où l'état de l'air reste long-temps le même, l'organisme humain conserve plus facilement sa susceptibilité pour les influences cosmiques), et que la disposition morbifique une fois existante peut, plus facilement que dans les zones tempérées, se changer en véritable maladie, et se propager comme telle; car ici, c'est-à-dire dans les zones tempérées, les variations de l'atmosphère sont si remarquables et si fréquentes, qu'elles modifient la vitalité, et qu'elles arrêtent la marche des maladies épidémiques, ou lui impriment une autre direction.

On a remarqué que les phases de la lune ont une influence assez sensible sur la marche des maladies contagieuses, lesquelles, comme la peste en général, se laissent peu influencer

(*) *Voy.* Humboldt, über gereizte Nerven und Muskeln fazer. 2 B^d, S. 291.

par des causes extérieures, telles que la température, etc.

Cornélius Gemma a trouvé que dans la peste qui régnait en Flandre, en 1574, la contagion était plus forte pendant le dernier quartier de la lune, et il a observé que la maladie considérée dans son ensemble, avait eu ses exacerbations correspondant aux marées (*).

Orräus remarque également qu'au déclin de la lune, la peste empire toujours. Lidell (**) a fait la même observation, et dit qu'au premier quartier de la lune les convalescens étaient plus nombreux. Joubert a vu la peste se répandre généralement pendant les syzygies (***). Dans celle qui régnait à Nimègue, le nombre de malades et de morts était plus considérable dans les trois derniers jours qui précédèrent les syzygies (****). D'après Chenot, la peste en Transylvanie prit de l'intensité depuis la nouvelle jusqu'à la pleine lune, la maladie et la mortalité augmentèrent dans la même proportion (*****).

(*) Schenkii Observationes, p. 872.

(**) Duncanus Lidellius. Lib. III, de febr. Cap. IV.

(***) Schenkii Observat. p. 872.

(****) Diemerbroeck. Lib. I, Cap. IV.

(*****) Chenot Tractatus de Peste, p. 31.

Quercetanus (Duchêne) prétend avoir observé que les vieillards et les femmes succombaient plutôt durant l'accroissement de cet astre, et que les pléthoriques mouraient pendant la pleine lune (*). On a même remarqué en Égypte une peste qui était sur son déclin, prendre plus de force et d'intensité au renouvellement de cet astre (**) (1).

Jackson a observé une influence non moins grande de la part de la planète dont nous parlons, sur la marche de la fièvre jaune. Vers les quatre derniers jours avant les syzygies, le nombre des malades s'est montré ordinairement plus considérable.

La plupart du temps une température uniforme précède l'apparition de la peste et de la fièvre jaune. La première paraît ordinairement après un été régulier et constant, par rapport au temps. D'après Gilbert et Desportes, une température égale et sèche se rencontre pres-

---

(*) Lib. I, Cap. VII.

(**) Biblioteck der Reisen von Sprengel und Ehrmann. 13[r] B[d], S. 186.

(1) Depuis la pleine jusqu'à la nouvelle lune, les maladies avaient pris un caractère plus fâcheux : leur fureur s'était ensuite ralentie. Dans l'année 1693, pendant une éclipse de cet astre, la plupart des malades attaqués de l'épidémie avaient expiré. *Ramazzini.* (B.)

que toujours avant la fièvre jaune. Si la peste se développe dans nos contrées dans la saison de l'été, elle cesse dans celle de l'hiver, *et vice versâ.*

Willis a décrit une influenza qui parut dans le mois d'avril 1658, à la suite d'un hiver constamment froid. A cette époque cependant la température propre du printemps ne s'était point développée. La maladie se propagea tellement que, dans l'espace de huit jours, presque les neuf-dixièmes de la population en étaient attaqués; l'auteur observe même que la constitution, pendant quatre mois, était propre à la production des catarrhes, mais que la maladie avait commencé tout à coup. Il croit par conséquent que l'uniformité de cette constitution avait également disposé tout le monde à contracter la même maladie, et qu'il ne fallait plus qu'une cause excitante externe pour la provoquer (*).

Si l'on pouvait un jour rattacher réellement les causes des épidémies aux changemens que nous venons d'énumérer, et qui sont soumis en grande partie à des lois fixes; et si nos observations sur la marche déterminée et la succession des différentes constitutions étaient

(*) Thomæ Willis Opera omnia. Tom. I, p. 209.

alors plus nombreuses, il ne serait point impossible de prédire les époques des épidémies, leur développement, leur durée, leur succession, au moins pour un certain temps, avec la même précision peut-être que mettent les astronomes à annoncer d'avance les éclipses de soleil et de lune.

DES CONTAGIONS.

Définition des Contagions.

Les contagions sont des produits essentiels des maladies, lesquels sont capables de développer dans d'autres corps bien portans, des maladies parfaitement semblables à celles d'où ils résultent (1).

Ainsi les maladies contagieuses sont celles qui par leur nature impriment à l'organisme, à une certaine époque de leur existence, la

(1) Le mot *contagien*, que nous avons traduit par *contagions*, s'entend ici de la substance, du virus ou du miasme, comme on voudra, capable de communiquer et de produire la contagion. Celle ci, dans le sens que nous y attachons ordinairement, signifie la communication ou l'action des substances contagieuses, ce qui mérite d'être distingué pour éviter toute confusion dans l'idée que nous devons attacher à ces mots. (G.)

faculté de produire les mêmes maladies dans d'autres organismes sains.

Pour déterminer clairement l'idée qu'on doit avoir de la contagion, il est nécessaire de n'appeler de ce nom que les cas d'infection où la maladie communiquée est semblable à celle d'où elle provient, ou du moins qui est en état de produire une maladie analogue. Telle est, par exemple, la petite-vérole discrète, qui peut occasioner une variole confluente, laquelle à son tour peut produire une variole discrète. Sans cette condition, toute maladie est susceptible, suivant les circonstances, de devenir contagieuse; car toute maladie dans sa marche peut produire des sécrétions d'une matière capable d'occasioner des impressions fâcheuses, et de devenir causes d'autres maladies. A cet égard Gutfeldt (*) cite l'exemple d'un enfant atteint d'une petite-vérole naturelle à un très-haut degré, qui, pour avoir couché dans le même lit avec un autre enfant qui avait eu déjà la variole, ne lui communiqua point à la vérité cette maladie, mais les vomissemens, les maux de tête et la fièvre qui l'accompagnent.

(*) Op. cit. p. 44.

Division des Maladies contagieuses.

Les maladies contagieuses se divisent souvent en chroniques et en aiguës, en fébriles et non fébriles, en sporadiques et en épidémiques, qui sont les plus fréquentes.

Quant à la division en chroniques et en aiguës que Hopfengärtner prétend avoir spécialement établie (Op. cit. p. 49.), il se présente une objection à faire, savoir : que la même maladie peut être en même temps aiguë et chronique, attaquer deux fois le même individu ; la première fois avec un mouvement fébrile, la deuxième avec une infection locale seulement. La petite-vérole nous en fournit la preuve la plus convaincante. Le même individu peut avoir la variole comme maladie aiguë, sans que cette maladie le préserve d'une contagion locale nouvelle. On voit survenir, en quelques endroits du corps qui sont dans un contact fréquent avec un individu atteint de la maladie, quelques boutons de petite-vérole véritable, lesquels contiennent une matière capable d'infecter d'autres individus, et de produire une variole générale avec fièvre.

Cet exemple contredit déjà la deuxième différence établie par Hopfengärtner, savoir : que les maladies aiguës n'attaquent les individus qu'une fois, et que les maladies chroniques ne préservent point d'une seconde contagion; mais l'une et l'autre espèce des maladies contagieuses n'attaquent souvent les individus qu'une seule fois. Reimarus, dans sa préface de la traduction d'Antrechau, sur la peste de Toulon, observe que la gale, lorsqu'elle se guérit d'elle-même, détruit dans le corps la disposition à la contracter de nouveau (1). La maladie siphilitique, dans les pays chauds, d'après les exemples rapportés par Brown et Hornemann, que nous avons cités plus haut, n'attaque la même personne qu'une seule fois dans sa vie.

La division des maladies contagieuses en celles qui ne paraissent jamais que d'une manière sporadique, et en celles qui règnent quelquefois épidémiquement, n'en est pas moins soumise à des exceptions. Nous avons rapporté plus haut des exemples de gale qui paraît quelquefois épidémique; nous avons des exemples semblables d'hydrophobie. On a vu encore, de nos jours, la maladie vénérienne se présenter d'une manière générale à des époques déterminées, et se communiquer alors, non-

(1) *Voyez* plus haut notre note sur la gale, page 52.

seulement par les parties génitales, mais encore par d'autres genres d'attouchemens moins immédiats.

Hecker a publié un fait de ce genre (*). Il y a quelques années, dit-il, que le mal vénérien ayant été apporté dans un village voisin de Custrin, dans le Newmark, par une nourrice qui le communiqua à une famille, la maladie se répandit d'une manière si générale, que la police fut obligée de prendre des mesures pour en arrêter les progrès. Tous les habitans, au nombre de sept cents, furent visités à diverses reprises, et l'on en trouva beaucoup de tout âge, depuis l'enfance jusqu'à la vieillesse, qui étaient affectés à différens degrés et de diverses manières de cette cruelle maladie. Quelques-uns avaient des ulcérations profondes, et, ce qui était bien remarquable, les hommes qui avaient contracté la maladie par les parties génitales ne présentaient les symptômes de l'infection que dans ces parties, tandis que les autres n'y offraient aucune trace de ce mal. Au contraire, les personnes du sexe, les jeunes filles comme les vieilles femmes, qu'on ne pouvait soupçonner d'avoir contracté la maladie

---

(*) Hufelands Journal der praktischer Heilkunde. 26 Bd, 4 stück, p. 16.

par le coït ou par tout autre contact immédiat des parties génitales, étaient atteintes sans exception d'inflammation, d'écoulement, d'ulcérations, de verrues, et d'autres altérations propres à cette maladie.

Il n'est pas facile de décider s'il est préférable de diviser les maladies contagieuses en celles qui le sont primitivement, et en celles qui peuvent se répandre par une contagion produite dans le courant d'une épidémie. Celles-ci peuvent également préserver d'une seconde infection, du moins pendant tout le temps que l'épidémie dure (*). Mais ce qui rend peut-être plus naturelle la différence de ces deux classes de maladies, c'est que, dans celles qui ne sont pas primitivement contagieuses, la puissance de contagion est dans un rapport exact avec la violence de la maladie, tandis que, dans les autres, une légère indisposition suffit pour produire la contagion d'une manière aussi certaine que si c'était la maladie la plus grave.

Vouloir établir une troisième différence sur ce que les maladies occasionées par une contagion secondaire se présentent sous des formes

(*) Reil Fieberlehre. 2 aufl., 1r Bd, S. 90.

variées, c'est s'écarter de la définition des maladies contagieuses, parce que, dans ce cas, il n'y a plus de contagion, et que les maladies ne sont produites alors que par d'autres causes nuisibles, qui peuvent être accidentelles à la suite de la première maladie.

Puisqu'il y a si peu de matières contagieuses (*contagien*) sur les propriétés physiques et chimiques desquelles nous ayons des données exactes, et que nous ne connaissons guère que leurs effets sur le corps animal, nous ne pouvons nous attacher qu'à la considération de ces effets.

Comparaison des effets des miasmes contagieux avec ceux des poisons animaux et végétaux sur les organismes vivans.

Tout ce que l'on sait des propriétés des miasmes contagieux, se réduit à une connaissance imparfaite des véhicules dans lesquels ils existent; ces véhicules cependant ne paraissent pas leur être essentiels.

Toutes les causes de la maladie viennent s'y confondre pour produire, même sous un volume peu considérable, des changemens remarquables dans l'organisme vivant.

Les miasmes contagieux avec leurs véhicules comme les poisons animaux, n'ont aucune propriété physique distincte. Le poison de la vipère, par exemple, est une liqueur douce, qui, d'après Fontana (*), ressemble à l'huile d'amandes douces, n'a aucun goût particulier, ni aucune action sur les couleurs végétales. Il en est de même des virus contagieux. D'après Chenot (**), un bubon parvenu à sa maturité contient un pus blanc épais, et uniforme comme celui d'un abcès ordinaire.

On pourrait opposer à cela que les miasmes contagieux, selon Brandis (***), se distinguent par une odeur particulière; mais cette odeur paraît n'être qu'accidentelle, et dépendre plutôt de quelques circonstances étrangères. Dans aucun cas elle n'est dans aucun rapport avec la force du *contagium*.

Orräus, dans la peste de Moscou, n'a pu découvrir aucune odeur particulière dans les appartemens des pestiférés, malgré qu'il y entrât de bonne heure le matin, et que les portes

(*) Felix Fontana, Abhandlung über das Viperngift und andere Gifte, 1r und 2r Bd aus dem, *Franzœsichen*, 1787, S. 30 und S. 142.

(**) Op. cit., p. 76.

(***) Pathologie oder Lehre von den Affecten des lebendigen Organismus, von J. D. Brandis. *Hamburg*, 1808, p. 101.

et les fenêtres en fussent resté fermées toute la nuit (*).

Bacon de Vérulam (**) parle de l'odeur de la peste, et dit avoir observé qu'elle a quelque chose d'analogue à l'odeur des pommes douces ou à celle du *convallaria majalis* (du muguet), deux sortes d'odeurs qui sont cependant bien différentes (1).

Rush (***) dit que l'odeur d'un malade atteint de la fièvre jaune ressemble à celle de la

---

(*) Op. cit., p. 19.

(**) Baco de Verulamio, Histor. nat. cent. X[ma], 902.

(1) Dans un fragment sur la peste de Provence, rapporté par Clerc (ouvrage cité), on lit ce qui suit : « Les » malades n'exhalaient pas une mauvaise odeur, et ils » n'avaient rien de rebutant ; cependant, après quel- » ques jours de maladie, on sentait, surtout quand les » malades suaient, une odeur douceâtre qui était désa- » gréable, sans être forte ni puante. Cette odeur dou- » ceâtre se communiquait à tout ce qui servait aux ma- » lades, aux meubles et aux chambres même, et ne se » perdait que quand ces choses avaient passé par l'eau » bouillante, ou qu'elles avaient été long-temps expo- » sées à l'air ». J'ai observé, ajoute Clerc, que plusieurs maladies produisent des odeurs particulières, et qui les annoncent en entrant dans la chambre des malades. (G.)

(***) Beschreibung des gelben Fiebers, p. 132.

petite-vérole, mais qu'elle est un peu moins désagréable.

Gonzalez (*), dans la fièvre jaune qu'il a vue à Cadix, a trouvé insupportable l'odeur qui se dégage des malades. Il assure qu'on l'avait sentie même dans les rues de la ville. Du reste on peut facilement présumer que, dans une cité qui est désolée par un fléau aussi terrible, le désordre et la négligence soient toujours assez grands pour occasioner diverses sortes d'odeurs infectes.

Dans la petite-vérole, à une certaine époque où elle n'est pas encore contagieuse, et où il n'existe par conséquent aucun miasme, on remarque cependant une odeur qui est particulière à cette maladie. Du moins il est probable qu'au moment où l'on est frappé de la contagion, on ressent une odeur qui n'est point sentie par d'autres (1).

(*) Op. cit., p. 19.

(1) Ambroise Paré, se trouvant auprès du lit d'un pestiféré, et examinant sur ce malade un bubon et deux charbons, sentit une vapeur âcre et violente qui lui monta dans le nez. Il fut saisi subitement d'une lipothymie, et tomba sans connaissance : il lui survint des éternumens, qui furent suivis d'une hémorragie nazale, et à laquelle il attribue d'avoir été délivré de la conta-

Orraus, au même endroit, assure que, si la peste est très-aiguë, l'individu qui en est frappé sent, au moment de l'invasion, une odeur nauséabonde qui n'est pas facile à décrire. Chenot affirme la même chose (*). Rush (**) raconte qu'une femme étant entrée dans la chambre d'un malade atteint de la fièvre jaune, avait distingué une odeur particulière au moment où elle fut attaquée de la contagion. Cette altération de l'organe de l'odorat paraît être un effet de la contagion; de même que dans le commencement de beaucoup de maladies, le goût est spécialement altéré, comme au début d'un paroxisme de fièvre intermittente.

Au défaut de propriétés physiques prédominantes, les virus contagieux, comme les poisons du règne animal et végétal, ne font que manifester leurs effets sur l'organisme vivant, lorsqu'ils sont appliqués sur des organes déterminés avec lesquels ils sont en rapport ou qui peuvent les percevoir. Le venin de la vipère, d'après les expériences de Méad, de

---

gion. (Œuvres. *Paris*, 1561, *in-fol.* Liv. XXI. *De la Peste*, Chap. XII.) (G.)

(*) Op. cit., p. 59.

(**) Op. cit., p. 14.

Redi, de Fontana (*), peut être avalé en grande quantité sans produire aucun accident, tandis que la millième partie de cette quantité portée immédiatement dans le torrent de la circulation, fait périr subitement le même individu qui l'avait avalé sans danger. D'après les observations de Fontana (**), l'huile du laurier-cerise agit d'une manière tout opposée.

D'après Hunter (***), le poison siphilitique peut être porté dans l'estomac sans danger de contagion. Brandis rapporte un grand nombre d'autres observations analogues sur d'autres contagions, sur celle de la petite-vérole, de la phthisie, etc. (****). Méad en cite sur le venin de la rage (*****). Brandis observe encore, d'après l'expérience de Plater, que même le venin de la peste peut être avalé sans inconvénient. Le docteur Juste Jonas, célèbre dans l'histoire de la Réformation, avait mangé dans sa jeunesse, sans en être incommodé, des ognons qui

(*) Op. cit., p. 417.

(**) Op. cit., p. 331 et 434.

(***) Hunter Abandlung über die venerische Krankheit. *Leipzig*, 1787, S. 491.

(****) Op. cit., p. 185.

(*****) Opera omnia, p. 185.

avaient été appliqués sur des bubons pestilentiels (*). Cependant il est extrêmement difficile de porter un jugement décisif à cet égard, à cause de la susceptibilité si différente de la part de quelques individus pour les contagions. D'un autre côté, on raconte que des fontaines ont été empoisonnées quelquefois par des bubons extirpés (1).

Enfin ces deux classes de poisons, comme causes excitantes des maladies, ont peut-être cela de commun entre eux, qu'ils n'agissent pas toujours immédiatement sur les endroits où ils ont été appliqués, mais bien sur des parties éloignées (**). Lorsqu'une poule est

---

(*) Unzer medicinische Handbuch. S. 722.

(1) Il en est, sans doute, de ces prétendus phénomènes comme de celui auquel on a attribué le développement de la plique polonaise : « Les Polonais disent que cette maladie vient de ce que les Tartares, » ayant fait une grande irruption en Pologne l'an 1279, » et ayant tué beaucoup de monde, jetèrent dans les » eaux quantité de cœurs d'hommes qu'ils avaient em» poisonnés ; que les eaux, en ayant été infectées, cau» sèrent cette maladie, dont les médecins ont toujours » ignoré la cause ». (D'Hauteville, *Relat. hist. de la Pologne*, p. 301. *Paris*, 1697.) Les Polonais d'aujourd'hui sont plus instruits, et l'on connaît mieux les causes de cette prétendue maladie. (G.)

(**) Fontana. S. 115.

mordue à la crète par une vipère, l'action du venin n'a pas lieu dans la partie même, elle se porte sur les parties voisines. Si quelque animal est mordu au nez, c'est la mâchoire inférieure qui enfle ordinairement. Cependant, il y a des exemples de chiens mordus, chez lesquels ce phénomène n'a pas été aussi constant. D'après les recherches de Fontana, l'affection de la partie blessée ne précède point l'affection générale, au contraire, elle en est plutôt la suite. C'est pour cette raison que l'amputation de la partie mordue ne contribue point à sauver l'animal dès que la plaie est devenue tant soit peu livide; car l'époque à laquelle la partie change de couleur, est précisément celle où l'animal peut être considéré comme étant tout-à-fait infecté.

Fontana a conclu de là que l'affection de la partie mordue était plutôt comme un effort de la nature (*conamen naturæ*); car les animaux chez lesquels cette partie est plus fortement affectée, échappent plus facilement que ceux dont l'affection est moins considérable.

Les effets des miasmes contagieux sont de la même nature. Après le contact des pestiférés, les personnes qui ont contracté la contagion éprouvent ordinairement des douleurs dans les glandes axillaires et inguinales. Dans la siphilis, les bubons et les ulcères de la gorge surviennent souvent sans l'apparition d'aucun chancre ni de la gonorrhée. Souvent dans l'hydrophobie la plaie est déjà guérie depuis longtemps, lorsque les effets du virus de la rage commencent à se développer.

Des différences qui existent entre les miasmes contagieux et leurs effets, et les poisons animaux et végétaux.

En suivant la comparaison de ces deux classes de causes morbifiques, il se présente plusieurs différences qui prouvent que le corps animal se comporte tout autrement avec les virus contagieux, qu'avec les poisons considérés dans un sens plus rigoureux.

D'abord les virus contagieux et les poisons diffèrent entre eux par leur manière d'agir sur les matières brutes. Tandis que les poisons agissent indifféremment sur ces matières, et s'unissent tout au plus avec elles par une sorte d'adhésion, ou qu'ils se dissolvent comme dans l'eau, par exemple, leur action diminue en raison directe de la masse de la matière dissolvante. Les virus contagieux, au contraire, combinés avec une certaine quantité de substances combustibles, se comportent comme les fluides subtils impondérables. Ils communiquent à ces substances, pour lesquelles ils ont plus ou moins d'affinité, et qui surpassent infiniment leur volume ou celui de leur véhicule, la même force, la même propriété qu'ils possèdent eux-mêmes, et agissent comme le magnétisme. C'est ainsi qu'une petite quantité de coton empestée communique à tout une balle la propriété contagieuse (*).

Antrechau assure qu'à Toulon une seule pièce de linge avait communiqué la faculté d'infection à une masse considérable de linge.

Chenot (**), il est vrai, nie cette propriété des matières contagieuses de se multiplier ainsi dans les substances qui servent à les recéler. Mais à cette opinion on peut opposer la manière avec laquelle la peste fut portée d'Aix jusqu'à Toulon (Antrechau). Le virus de la peste paraît même augmenter de force par son adhésion aux substances inertes qui le contiennent, surtout si on les laisse enfermées,

---

(*) Howard, account of the principal Lazarettos in Europa, p. 61.

(**) Chenot, hinterlassenen Schriften über die ærztlichen und politischen Anstalten bey der Pest Seuche. *Wien*, 1798, p. 83.

et si elles passent à une sorte de fermentation (1).

Mertens (*) assure que le germe de la peste, lorsqu'on le tient ainsi enfermé avec les matières qui le contiennent, acquiert tant de violence, que ceux qui ouvrent les paquets infectés sont frappés souvent d'une mort subite. On trouve dans d'autres auteurs beaucoup d'observations analogues (**).

Cette différence des virus contagieux et des poisons est plus remarquable encore, si l'on considère les premiers dans leur action sur l'économie animale : elle n'est jamais dans aucun rapport ni avec la quantité des virus, ni avec celle de son véhicule, ni avec le temps qu'il emploie à agir. Une très-grande quantité de pus infecté ne produit pas une maladie plus violente que ne l'aurait fait une quantité moindre; et d'après Brandis, le corps vivant

---

(1) Reimarus, préface de la traduction d'Antrechau, remarque que le germe des maladies pestilentielles, qui nous vient de l'Orient, lorsqu'il est apporté par mer, se conserve bien plus long-temps, et est beaucoup plus actif dans son développement que celui qui nous est apporté par terre. (G.)

(*) Traité de la Peste, p. 104.

(**) Chenot, de Peste, p. 39. Samoïlowitz, Mém. sur la Peste, p. 8.

n'est susceptible de recevoir qu'une certaine quantité de poison, et de réagir sur lui.

Van Swiéten remarque expressément que ni la quantité de pus, ni le nombre des malades, ni l'intervalle pendant lequel l'individu malade est resté exposé à la contagion, ne décident rien pour la force d'infection dans la petite-vérole.

L'histoire de la peste et des épidémies de fièvre jaune confirme cette observation; car au commencement, lorsque la quantité de virus existant est peu considérable, ceux qui sont frappés les premiers de la contagion éprouvent une maladie beaucoup plus grave que ceux qui en sont attaqués dans une époque plus avancée de l'épidémie, parce qu'alors elle devient plus bénigne, si d'ailleurs aucune cause extérieure trop défavorable ne la trouble dans sa marche ordinaire.

Les effets des poisons sont d'une autre nature; ils se trouvent, dans la même espèce d'animaux, dans un rapport direct avec la quantité de poison employé, et relativement à la même dose de ce poison, en raison inverse de la grandeur de l'animal (*).

(*) L'arsenic et le laurier-cerise cessent, jusqu'à un certain point, de produire des effets plus considérables,

Une seconde différence entre les poisons et les miasmes contagieux, se tire de la comparaison de la généralité plus ou moins grande avec laquelle ils agissent sur différentes espèces d'animaux. L'action particulière de tel ou tel virus contagieux est, la plupart du temps, bornée à une seule espèce d'animaux, ou, si cette action est communiquée immédiatement à d'autres espèces, ce n'est alors que d'une manière déterminée.

A la vérité, il y a des miasmes qui se communiquent des animaux à l'homme, *et vice versâ*. Telle est, par exemple, l'hydrophobie; mais cette maladie ne peut pas introduire dans l'organisme de l'homme la faculté de sécréter, dans le cours de la maladie, une matière capable de produire la même affection chez d'autres individus (1). La vaccine fait exception

---

avec des doses beaucoup plus grandes; et ce qui arrive aux poisons par rapport à leur masse, a lieu aussi vraisemblablement pour les virus contagieux impondérables, peut-être à cause de leur expansion. L'électricité n'agit pas non plus dans tous les degrés de sa division.

(1) Cependant la salive des hommes hydrophobes paraît posséder la faculté de communiquer la rage. M. Busnot, dans une Dissertation présentée à l'Ecole de Médecine de Paris, Th. n° 17, an 1814, a cité un cas de rage spontanément développé chez une femme, en

à cette règle générale : elle développe chez l'homme une maladie analogue à celle d'où elle provient, et conserve la faculté de se reproduire dans toutes les générations.

Mais tous ces exemples de communication des contagions aux animaux de différentes espèces ont cela de commun, que les virus contagieux ne peuvent se propager que d'une seule manière, par leur introduction dans la masse des humeurs.

Dans la peste, les animaux qui se trouvent constamment auprès des malades ne contractent point néanmoins cette maladie. Les chiens fouillent même quelquefois dans les matières purulentes et ichoreuses des bubons et des charbons, et les dévorent sans en être infectés. Car, quoique nous soyons d'accord maintenant que le venin contagieux, lorsqu'il est avalé, ne produit point de maladie, cependant, dans le cas dont nous parlons, ces animaux s'exposent à l'infection par l'organe cutané et le système pulmonaire. Le même animal, au contraire, qui a dévoré impunément des ma-

---

apprenant la mort de son époux, et communiquée ensuite à un chien qui avait coutume de lécher la bouche de cette femme, et qui en mourut dix-huit jours après la maladie (G).

tières provenant des bubons et des charbons, pourra être attaqué d'une maladie semblable à la peste, si l'on introduit dans la masse de ses humeurs de la bile pure (Deidier) (*) ou un mélange de bile et de sang (Couzier) (**) d'un pestiféré.

Hunter (***) a introduit plusieurs fois dans le vagin des chiennes et des ânesses, et sous le prépuce des chiens, des linges imprégnés des matières de la gonorrhée, des chancres et des bubons, sans qu'il en soit résulté de contagion. En portant plus loin ce virus, au moyen des incisions plus ou moins profondes à la peau, il ne survenait que des ulcères ordinaires.

Viborg (****) a inoculé de la matière variolique à des singes, qui ont été atteints de la fièvre. Un de ces animaux est mort, et un autre a éprouvé une éruption de petite-vérole. Il est à regretter que l'auteur n'ait pas poursuivi ses expériences en inoculant la matière provenant des boutons de ce dernier animal.

(*) Philosoph. Transact., n° 372.

(**) Dissertation sur la contagion de la peste. *Toulouse*, 1724.

(***) Op. cit., 35.

(****) Nordisches Achiv. 2 Bd, 1 stück, S. 172. (Gutfeldt. S. 65.)

Il est vrai que certains animaux, même sans introduction immédiate de la matière contagieuse dans la masse des humeurs, éprouvent quelquefois des effets nuisibles par la communication avec des hommes malades, ou par le contact des matières infectes, ainsi que Boccacio le raconte, lorsqu'il dit avoir vu, dans la peste de Florence, des cochons qui tombaient morts subitement, pour avoir fouillé dans des chiffons imprégnés de contagion. C'est ainsi que, dans quelques épidémies de peste, et même dans la fièvre jaune, on a vu périr des oiseaux qui se trouvaient dans les chambres des malades; mais on ne peut pas assurer que ce fût un effet de la contagion, car cela pouvait provenir aussi des influences nuisibles qui accompagnent ces maladies. Le virus pestilentiel, tandis que la peste règne, pourrait bien être pour les oiseaux un poison ordinaire.

Les poisons, tels que l'opium, le laurier-cerise, etc., agissent de la même manière sur les animaux à sang chaud, quoique l'on ne puisse pas nier que, relativement à la dose du poison qui a été avalé, il n'y ait une très-grande différence dans ses effets (*). Le même

(*) Mais, dans ce cas, c'est encore une question de

poison agit encore différemment dans le même animal, suivant l'état de vitalité dans lequel se trouve cet animal. C'est ainsi que Jäger (*) a observé qu'une grenouille femelle avait très-bien supporté, dans le temps de l'accouplement, une certaine dose d'arsenic, laquelle ayant été répétée le jour suivant, avait fait mourir subitement l'animal.

Mais l'action des substances contagieuses n'est pas toujours la même sur la même espèce d'animaux, sur les hommes, par exemple; car il se présente ici des différences qui résultent de la faculté qu'a l'espèce humaine, de réagir sur les virus contagieux, suivant les nations, les familles, le sexe, l'âge, la manière de vivre, les fonctions de la génération, l'état de la digestion, de la veille, du sommeil, etc.

L'importance que nous avons attachée à la différence nationale des hommes, relativement aux diverses maladies contagieuses, résulte d'un grand nombre d'histoires d'épidémies,

---

savoir si la différence des effets des poisons, qui ont été portés dans l'estomac, provient d'une différence de la faculté sensitive, ou si elle ne tient pas à la qualité des sécrétions qui varient tant dans l'estomac.

(*) Jager, Dissertatio de effectibus arsenicî in varios organismos. *Tubingæ*, 1808, p. 19.

dans lesquelles on a remarqué que des étrangers avaient été exempts de contagion au milieu des ravages les plus considérables des maladies épidémiques. C'est ainsi que Cardanus (*) fait mention d'une épidémie qui régnait à Bâle, durant laquelle ni les Italiens, ni les Français, ni les Allemands ne tombèrent malades : la maladie n'attaqua que les Suisses. Dans une peste qui ravagea Copenhague, tous les étrangers, Anglais, Hollandais, Allemands, etc., furent exempts de la contagion (**).

Presque aucun Français ne fut atteint de la dysenterie qui régna à Nimègue, et pas un seul Juif n'en fut attaqué (***).

Il y eut à Altdorf une maladie épidémique qui n'attaqua que les étudians, les professeurs et l'imprimeur de l'université. Les professeurs communiquèrent cette maladie à quelques personnes de leur famille ; mais des étudians qui étaient partis pour Nuremberg, et qui y étaient tombés malades, ne répandirent point la contagion dans leurs maisons (****). Non-seulement des nations entières, mais encore quel-

(*) Cardanus. Lib. VIII, de rerum varietat. Cap. XL.

(**) Joannes Utenhovius Peregrinat. Eccles. Cap. IV.

(***) Degner. p. 28.

(****) Van Swiéten, Comment. Tom. X, p. 178.

ques familles d'une même ville présentent une disposition propre à résister à certaines contagions. Il y en a qui ne sont jamais atteintes de la variole, quelle que soit la fréquence de cette maladie. Diemerbrœck, âgé de 70 ans, son père et sa tante, de 90, sa grand'mère et deux cousins à leur 83ᵉ année, n'avaient jamais eu la petite-vérole. Mais, d'un autre côté, lorsqu'une maladie contagieuse attaque une famille, on trouve fréquemment que tous les membres de cette famille en sont atteints, sans toutefois qu'on puisse l'attribuer tout-à-fait à cette facilité plus grande de communication entre des hommes qui vivent ensemble et dans la même société; car il n'est pas rare de voir que des gardes-malades et d'autres personnes qui sont exposées au même degré de contagion, et qui ne sont pas de la même famille, ne contractent point alors la maladie (1).

---

(1) Vitoduranus (*Voyez* Eccardi, *Corp. Hist. med. œvi.* Vol. I, p. 1924.) et Bacon de Verulam (*Histor. Henr. VII.* Col. 1002), font la même observation sur la disposition de tous les membres d'une même famille à contracter la même maladie. Le premier a remarqué, pendant l'épidémie de la mort noire, et le second, dans la suette britannique, que tous les individus d'une même famille, quoiqu'ils fussent même éloignés les uns des autres, avaient été attaqués à la fois de ces maladies d'une ma-

Diemerbrœck (Lib. V, Cap. IV.) a vu à Nimègue des familles entières être frappées ensemble de la peste, comme par une espèce de sympathie secrète. Il est mort entre autres, dans une semaine, une vingtaine d'individus de la même maison, lesquels ne vivaient point ensemble, et habitaient la plupart la campagne dans des lieux éloignés.

---

nière plus prompte et plus facile que beaucoup d'autres individus. Noah. Webster rapporte plusieurs observations analogues, et une, entre autres, concernant tout une famille qui fut attaquée d'une fièvre putride bilieuse, laquelle n'avait pu être produite ni par contagion, ni par aucune des causes extérieures ordinaires, puisque les divers membres de cette famille ne vivaient point ensemble depuis assez long-temps. Excepté la mère, qui avait cependant soigné plusieurs malades de sa maison, pas un seul individu ne surmonta la maladie. (B.)

J'ai eu occasion, dans ma pratique, d'observer un fait à peu près semblable sous quelques rapports. Dans une épidémie catarrhale maligne, qui régnait à Tonneins en 1805, tous les individus, d'une même famille, nommée Bompart, furent atteints presque à la fois de la maladie, qui se montra sous les symptômes les plus graves, et fit périr la femme Bompart. Ces observations sont consignées dans les Annales de la Société de Médecine-pratique de Montpellier, sous le nom de *Mémoire sur les Fièvres catarrhales malignes qui ont régné à Tonneins*, an 1805, etc. (G.)

Lidell remarque aussi qu'une certaine ressemblance dans les personnes qui composent une famille, suffit pour favoriser chez elles le développement des mêmes maladies contagieuses (*).

C'est pour la même raison que Bartholin (**) assure qu'il est ordinaire que les personnes qui ont quelque analogie dans leurs formes extérieures, se communiquent entre elles facilement la petite-vérole, la peste, etc. Le même auteur observe également que la morve se propage et se répand d'une manière plus facile parmi les chevaux de même couleur.

Les différentes professions ont une influence plus ou moins marquée sur la faculté de contracter les maladies régnantes, ou d'en être exempts.

Valentin avait observé que les bouchers, les tanneurs, les corroyeurs, etc., n'étaient point sujets à la fièvre jaune. Rush a fait la même remarque (1). Fracastor dit que les per-

---

(*) Duncanus Lidelius. Lib. III, de Febre, Cap. 11.

(**) Bartholin Epist. Med. Cent. IV, p. 261.

(1) Il est difficile de croire, dit M. Bally, *du Typhus d'Amérique*, page 307, que telle ou telle profession puisse avoir une influence directe, soit pour donner naissance à la fièvre jaune, soit pour mettre des obsta-

sonnes de la classe aisée furent atteintes principalement de la fièvre pétéchiale. De tels exemples sont trop nombreux pour qu'il soit nécessaire d'en rapporter un plus grand nombre; il suffit de renvoyer à l'ouvrage de Brandis, §. 108, où l'auteur cherche à prouver que la communication des contagions en général, n'est guère possible qu'entre des individus d'une organisation semblable.

Les différens âges ont aussi une influence non moins marquée sur l'action des miasmes contagieux. Ce sont principalement les époques de la vie qui se rapprochent le plus du point où l'organisme jouit de la plus grande faculté de réaction, qui sont les plus propres à s'opposer à l'impression des virus contagieux. C'est

---

cles à son invasion ; et l'on doit mettre, au nombre des rêves, ces belles histoires qu'on nous débite sur les marchands d'huile, de graisse, sur les corroyeurs et les fabricans de chandelles, les boulangers et forgerons, comme ayant été à l'abri de ses atteintes. Il me semble même qu'en Espagne, et dans plusieurs autres endroits, on a cru observer que les forgerons et les boulangers étaient plus sujets à l'infection. Si les matelots et les soldats le sont davantage, c'est qu'ils ont moins de tempérance, qu'ils sont plus jeunes, plus exposés aux injures des saisons, et que d'ailleurs ils sont plus rapprochés du tempérament qui prédispose. (G.)

ce qui arrive dans presque toutes les maladies contagieuses, et bien que la variole, la rougeole, etc., surviennent le plus souvent dans un âge moins avancé, elles sont cependant beaucoup plus violentes dans l'âge de l'adolescence.

Puisque les deux extrêmes de la vie du fœtus et du vieillard ont tant de ressemblance entre eux, et que dans la vieillesse on n'est presque point sujet aux maladies contagieuses, il serait intéressant de savoir à quelle époque le fœtus est susceptible de contracter, par contagion, une maladie qui lui serait communiquée par la mère. Il est vrai que ces observations ne seraient guère possibles que relativement à la petite-vérole, puisque ce n'est que dans cette maladie qu'il reste des traces qui font reconnaître son existence, et où l'on peut faire l'épreuve de l'inoculation.

Il est assez fréquent de voir venir au monde des fœtus de sept mois avec des traces de petite-vérole. Cependant Van Swiéten (*) cite deux exemples où, dans le premier cas, la mère, au sixième mois de sa grossesse, avait eu la petite-vérole simple; et dans le second, une variole confluente très-maligne, sans que

(*) Comment. X, p. 116.

les enfans venus à terme offrissent sur leur corps la moindre trace de cette maladie. On pourrait peut-être, d'après ces observations, admettre que le fœtus n'acquiert la disposition à être infecté, que vers le septième mois; mais comme l'on n'a pas inoculé ces mêmes enfans, et qu'on n'a pas fait mention qu'ils eussent éprouvé ensuite la petite-vérole, la question restera toujours insoluble.

On ne peut pas nier que la différence du sexe n'apporte une influence déterminée sur le plus ou le moins de disposition à contracter les maladies contagieuses. C'est presque d'une observation générale que les femmes sont plus rarement et moins fortement frappées de contagion. Ce fait a été constaté dans ces derniers temps par les observations de Rush sur la fièvre jaune de Philadelphie (*). A Cadix, dans l'épidémie de 1804, sur cent matelots, soldats et ouvriers, il mourait trente-cinq individus, tandis que sur cent femmes il n'en périssait que deux (**). Mais d'un autre côté, on dit avoir observé que les maladies contagieuses comme la peste, la fièvre jaune, la petite-vérole, la rougeole et l'*influenza* avaient occasioné

(*) Beschreibung des gelben Fiebers. S. 116.

(**) Allgemeine Zeitung de 16ter Dec. 1804.

beaucoup plus d'avortemens que les autres maladies, bien que ces dernières, telles que les maladies inflammatoires, les fièvres bilieuses, les dysentériques, etc., attaquent les femmes d'une manière plus violente (*) (1).

(*) Rush, medical Inquiries and Observations. Vol. III, in der note, S. 252.

(1) Les femmes, durant la peste de Lyon, en 1629, ne furent pas aussi malheureuses que les hommes, car elles résistèrent plus long-temps au mal, quoiqu'elles servissent les pestiférés. On remarqua que celles qui en furent attaquées, guérirent plus facilement et en beaucoup plus grand nombre que les hommes.

Il n'est pas possible, dit M. Bally, *du Typhus d'Amérique*, page 299, d'établir des points de comparaison sur la maladie qui affligea notre armée, puisqu'elle sévissait sur une classe d'individus presque tous célibataires; mais si je jette mes regards sur les particuliers arrivés au Cap, je vois que, toute proportion gardée, il périssait trois hommes lorsqu'à peine la mort enlevait une femme. Nous savons, par un illustre voyageur, M. de Humboldt, n° 775, *in*-4., que les femmes qui débarquent sur les côtes du Mexique, ou qui descendent du plateau central, courent moins de risques que les hommes. — Le libraire Mathews Carrey, qui a fait de bonnes recherches sur l'épidémie de Philadelphie, rapporte que la mortalité fut de moitié moins grande parmi les femmes que parmi les hommes, moins aussi parmi les vieillards et les valétudinaires que parmi les individus d'un âge moyen et d'une constitution robuste:

Enfin les différentes situations dans lesquelles se trouve le même individu, suivant les époques du jour et de l'année, sont également capables de modifier tout-à-fait ses rapports avec les contagions. Ces rapports varient encore selon l'activité ou le repos des organes de la digestion, l'état de sommeil ou de veille, la différence des fonctions sexuelles, le temps de la gestation, et l'exercice des organes intellectuels. Il y a des personnes qui résistent à l'action des miasmes contagieux tout le temps qu'occupées d'un objet elles le poursuivent avec constance et opiniâtreté, et qui succombent tout à coup, lorsque, trop fatiguées, elles se livrent au repos, ou lorsqu'elles sont affaiblies par des pertes de semence (*). L'état de l'âme, comme la sécurité, l'espérance, la crainte, un sentiment de faiblesse, etc., n'agit point d'une manière moins prompte et moins certaine sur la disposition des mêmes individus à contracter la contagion.

On ne s'accoutume point, et on ne devient

---

il annonce également que cette maladie fut fatale aux femmes de mauvaise vie, aux libertins, mais surtout aux ivrognes, à ceux qui vivaient somptueusement et qui étaient chargés d'embonpoint. (G.)

(*) Diemerbrœk. Lib. I, Cap. v.

point insensible à l'action des miasmes contagieux; car tel individu aura été exposé pendant des mois entiers à l'infection, sans en ressentir la moindre impression, et qui ensuite pourra être attaqué, et périr subitement, ainsi qu'Angelus Bellichocus l'a observé dans la peste de Vienne, en 1576.

Les poisons agissent d'une autre manière; leurs effets dans la même espèce d'animaux et dans l'homme sont beaucoup moins variables. Ils sont presque toujours les mêmes dans toutes les nations et dans toutes les circonstances. Cependant les miasmes contagieux et les poisons diffèrent entre eux de la manière la plus marquée, par rapport à leurs effets, dans les différens âges. Tandis que les hommes en général, et ceux qui sont les plus vigoureux, offrent le plus de susceptibilité à l'égard des contagions, ils résistent davantage à l'action des poisons, lesquels manifestent mieux leurs effets délétères, même à petites doses, sur les personnes les plus faibles, sur les femmes et sur les enfans.

Différence des maladies qui sont produites par contagion, de celles qui sont occasionées par les poisons et autres causes extérieures.

Les maladies contagieuses se terminent par

un produit qui est semblable à la cause qui leur a donné naissance. Elles ont une marche qui leur est propre, et se dissipent sans aucun secours étranger. La plupart du temps elles n'attaquent le même individu qu'une seule fois dans le cours de la vie.

Relativement à cette propriété qu'ont les maladies contagieuses de former un produit analogue à celui qui a occasioné la maladie ; quoique plus abondant, il existe une différence très-remarquable entre ces maladies et celles qui sont produites par des causes extérieures, et même par des poisons.

Si l'on ne peut nier que quelques substances telles que le musc et l'opium (*) pénètrent tellement le corps humain, qu'elles reparaissent dans les excrétions, et que l'exhalation des individus qui en ont pris de fortes doses peut manifester les mêmes effets sur d'autres individus, cette propagation apparente, cependant, deviendra toujours de plus en plus insensible, et finira bientôt par s'éteindre. Il en est de même de certaines fièvres d'hôpital ou des camps qui ne se propagent que sur un second ou un troisième individu lequel ne

(*) Tralles, usus opii. *Uratislaviæ*, MDCLVIII, Vol. I, p. 175.

se trouve point dans les mêmes circonstances (1).

Les contagions primitives, au contraire, se conservent au même degré d'énergie, même après une succession infinie de générations. Le phénomène de la contagion, c'est-à-dire, cette faculté de développer dans d'autres corps la même maladie, en acquérant de plus en plus de l'intensité par l'acte même de cette maladie, prouve suffisamment que les virus répandus dans le corps ne sont pas seulement mêlés aux humeurs comme l'unique centre de leur activité, car l'analogie contredit cette théorie ; il y

(1) Les observations intéressantes de M. Hallé sur le miasme des fosses d'aisance, prouvent cependant que la *communication* et la *propagation* de ce venin gagne en intensité et en malignité en passant par un corps organisé. L'Histoire de la Maladie, de M. Verville, inspecteur des ouvriers du ventilateur, et celle des maladies mentionnées dans le rapport de Vicq-d'Azyr à l'Académie des Sciences, etc., offre des données qui méritent toute l'attention du médecin, et qui serviront peut-être, surtout quand on en aura rassemblé un grand nombre, pour éclairer la théorie du typhus même. (*Voyez* Recherches sur la nature et les effets du Méphitisme des fosses d'aisances, par M. *Hallé*, imprimé par ordre du gouvernement. *Paris*, 1785. Et l'Extrait d'un rapport fait à l'Académie des Sciences en 1781, sur un Mémoire présenté par M. Cadet de Vaux. (B.)

a des substances qui restent long-temps perdues dans le corps, et reparaissent ensuite dans certaines sécrétions avec leurs propriétés particulières. C'est ainsi que les asperges qui ne communiquent point d'odeur au sang, en introduisent une bien remarquable dans les urines. Le nitre disparaît également dans la masse du sang, et se montre dans l'urine. Le sang des varioleux présente quelque chose d'analogue : il n'est point contagieux (*); au contraire, la faculté contagieuse de cette maladie se montre à la peau et peut-être même dans l'organe pulmonaire. On dit que le sang des siphilitiques ne peut produire la siphilis même lorsqu'on l'inocule. (**) Cependant, il paraît que le sang n'est pas, dans toutes les maladies contagieuses, et peut être à certaines époques de ces maladies, tout-à-fait privé de la faculté de propager la contagion. D'après les expériences de Couzier, que nous avons citées plus haut, ce fluide peut, comme beaucoup d'autres humeurs, communiquer la peste.

Gutfeldt (***) cite des observations qui prou-

(*) Darwin, Zoonomie. 1r Bd, 2ter Abtheilung. Abschnitt. 33, 8, 10.

(**) Hunter, Op. cit. §. 493.

(***) Op. cit. p. 162.

vent que le sang des chevaux morveux peut occasioner la morve chez d'autres chevaux. Les maladies contagieuses ont leur marche et leur terminaison spontanées sans le secours de la médecine. La régularité des phénomènes qu'elles présentent indique qu'elles ont pour principe une force intérieure dominante. Cette régularité ou la succession de leur développement est tellement liée à ces maladies, que dans la plupart des cas, ni l'art, ni des causes extérieures ne peuvent en arrêter la marche. Dès que l'infection est opérée, tous les phénomènes propres à la maladie se développent et se suivent dans un ordre si absolu, que quoique les métamorphoses normales de cette maladie paraissent quelquefois suspendues par quelque circonstance extérieure, ces phénomènes n'en existent pas moins sous d'autres formes difficiles à reconnaître seulement, jusqu'à ce qu'enfin leur développement naturel se rétablisse, ou que l'organisme succombe.

C'est ainsi que la rougeole cesse quelquefois; mais au lieu de cette maladie, l'individu est atteint d'engorgemens glanduleux, dont la résolution ne s'opère point que la rougeole n'ait reparu. De même, dans la gale, la gonorrhée, la siphilis, il n'est pas rare de voir des exemples où, lorsque ces maladies se dissipent subitement, il se manifeste d'autres altérations qui ne disparaissent que lorsque les premières se sont montrées de nouveau. Au contraire, si l'art se borne seulement à éloigner les obstacles qui s'opposent à la marche naturelle de ces maladies, ou tout au plus à en accélérer la marche, elles se dissipent, en formant une matière contagieuse, qui s'accumule et se dépose dans certains organes.

On ne peut donc pas admettre qu'une maladie contagieuse soit bornée à un seul organe et que l'affection des autres systèmes n'y soit qu'accidentelle. De même qu'un organe déterminé a la propriété de produire une sécrétion particulière, de même l'organisme, considéré dans son ensemble, doit produire une sécrétion générale. C'est ainsi que la faculté de développer un miasme contagieux est le résultat final de l'action simultanée de tous les systèmes d'organes, comme la production des germes résulte de l'action de toutes les partics des plantes (*).

L'histoire de toute maladie contagieuse prouve cette assertion, car l'appareil des symptômes qui précèdent la formation d'un virus

(*) Vergleiche Brandis Versuch über die metastasen. *Hanover*, S. 37, u. ff.

contagieux déterminé diffère suivant le genre de maladie. Il est tout autre dans la petite-vérole que dans la rougeole, dans la peste que dans la fièvre jaune, etc. Si l'on opposait que la contagion produite dans un organe particulier peut occasioner d'abord l'infection des autres organes, on pourrait répondre que telle maladie dans la période fébrile et du malaise général, n'est pas encore capable de se communiquer par contagion (*); enfin, que si une maladie contagieuse ne consistait que dans l'affection d'un seul organe, cette maladie n'aurait pas la faculté d'en faire disparaître une autre. L'organe dans lequel se forme le virus contagieux n'est pas toujours également déterminé dans chaque maladie contagieuse. Un individu peut succomber à l'une de ces maladies, par exemple, à la peste, sans qu'on trouve aucun organe particulier d'affecté. Mais

(*) Chenot, *Tractatus de Peste*, page 39, assure que cette maladie n'est pas contagieuse dans toutes ses périodes; elle ne l'est seulement, comme la petite-vérole et les autres maladies contagieuses, que lorsque le travail particulier, qui constitue la faculté de contagion, a eu lieu dans les organes respectifs où se forment les virus. Orræus a également remarqué que la peste ne commençait à être contagieuse qu'à l'époque de son plus haut degré de développement.

d'un autre côté, dans cette maladie, presque personne ne peut échapper sans avoir eu des bubons (*).

Cornélius Gemma (**) prétend avoir découvert que la peste accompagnée de bubons, lorsque ceux-ci se montrent dès les premiers jours sous des symptômes bien graves, est beaucoup moins dangereuse que celle qui paraît avec des charbons et des pétéchies; cependant les malades ne meurent pas si subitement dans cette dernière espèce de peste que dans la première. Ils succombent plus tard, et sont moins propres à communiquer la maladie que ceux qui sont atteints de bubons. Dans la fièvre jaune, c'est probablement la matière noire qu'on rejette par la bouche, dans une certaine période de la maladie, qui contient le miasme particulier qui peut la produire à son tour. Il est le résultat du concours des phénomènes morbifiques qui ont lieu dans cette affection (***). Rush a découvert sur la membrane interne de l'estomac et des intestins, des pétéchies comme celles que l'on remarque quelquefois à la

(*) Chenot, p. 71.

(**) Schenkius, p. 811.

(***) Hopfengærtner in der Vorrede zu Rush Beschreibung. S. XXI.

peau (*). Il est prouvé que cette matière noire dans la fièvre jaune, n'est pas toujours le produit de l'inflammation ni de la gangrène, puisque après la mort on ne trouve pas constamment des traces de ces altérations (**).

En général, les maladies contagieuses n'attaquent le même individu qu'une seule fois, tandis que les maladies qui sont produites par d'autres causes, telles que les affections catarrhales, les diarrhées, les fièvres intermittentes, etc., disposent davantage la même personne à en être affectée de nouveau. Les maladies contagieuses qui ont un cours fixe et se guérissent d'elles-mêmes, détruisent au contraire cette disposition, et préservent, du moins pour quelque temps, d'une infection nouvelle du même genre.

Ces deux phénomènes : le cours naturel et spontané d'une maladie contagieuse, et la propriété qu'elle a de détruire la susceptibilité à une seconde contagion, paraissent être une conséquence l'un de l'autre. Si dans le cours d'une maladie contagieuse il n'arrivait point dans le corps un changement tel qu'il ne pût être affecté d'une infection nouvelle, il n'y

(*) Op. cit., S. 65.
(**) Rush, S. 145.

aurait jamais de guérison ; car il se produirait toujours une seconde, une troisième infection, jusqu'à l'infini (*). La gonorrhée cependant fait exception à cette règle : elle disparaît bien d'elle-même, mais elle peut néanmoins attaquer plusieurs fois le même individu. Hunter (**) prétend toutefois que cette maladie préserve, au moins pour quelque temps, d'une nouvelle attaque ; mais aussi, d'un autre côté, nous voyons qu'elle ne cesse pas toujours d'elle-même, ou que, lorsqu'elle paraît avoir cessé, elle se montre derechef sans autre contagion. La gonorrhée change même tellement de siége quelquefois, que, lorsque l'écoulement cesse, il se manifeste ailleurs d'autres phénomènes qui en dépendent, comme des engorgemens aux testicules, etc. (1).

Gutfeldt s'est expliqué d'une manière plus

(*) Hunter Op. cit., p 507.

(**) Op. cit., p. 61–62.

(1) Je connais une personne qui est fort sujette à la gonorrhée, et qui, chaque fois que cette maladie se développe, n'aperçoit d'écoulement que le premier jour ; mais les jours suivans elle éprouve, sous les aisselles, une abondante transpiration, qui a la même couleur que la matière de la gonorrhée, et qui disparaît lorsque la maladie est guérie, ou reprend son cours par l'urètre. (G.)

étendue sur les maladics qui suivent la variole, la rougeole, la scarlatine, etc. La plupart des maladies contagieuses sont remarquables en ce que, lorsqu'elles ont cessé, l'individu reprend en très-peu de temps son premier état de santé, et que souvent il se porte mieux qu'auparavant. Ceci s'applique principalement aux adultes. Gonzalez l'a remarqué sur lui-même comme sur bien d'autres, pour la fièvre jaune. Rush a fait la même observation, et il assure même qu'après l'épidémie de 1793, il s'était fait un nombre considérable de mariages, et que les convalescens avaient un penchant extraordinaire à l'acte vénérien (1).

La prompte convalescence qui suit les maladies contagieuses et épidémiques, les distingue principalement, ainsi que nous l'avons dit plus haut, de celles qui sont endémiques. Ces dernières ne se terminent point ordinairement par le rétablissement de la santé, mais bien, d'après les observations de Lind et de Pringle, par des

(1) Nous avons fait une remarque tout opposée à la suite de l'épidémie de typhus qui a régné à Wilna après la retraite de Moscou. Mais il est possible que la misère et les privations de tout genre que les militaires avaient éprouvées durant la retraite et la captivité, eussent assoupi les facultés de la génération. (G.)

les épidémies les plus meurtrières qui ont ravagé l'Europe (*). Le lazaret établi pour la quarantaine de Marseille, et où sont exposées à l'air libre les matières les plus suspectes d'infection venues du Levant, n'est éloigné de la ville que de cinquante toises. Dans la fièvre jaune l'air ne paraît pas altéré; du moins dans l'épidémie qui régna à Cadix en 1804, le port, qui fut plus que jamais rempli de vaisseaux, resta tout-à-fait intact (**).

L'influenza qui fut portée de Pétersbourg à Riga, le 4 fevrier (v. st.), parut d'abord dans le faubourg du côté de la capitale, et ne se répandit dans la ville que deux jours après. Le 12 du même mois il n'y avait plus personne qui fût atteint de cette maladie. Des écrivains dignes de foi rapportent des cas de communication de maladies contagieuses qui sont inexplicables, si l'on admet réellement l'existence des miasmes contagieux dans l'air atmosphérique.

Evagre, dans son Histoire ecclésiastique, donne sur une maladie contagieuse qui régna de son temps à Antioche, une description également intéressante par l'impartialité et l'exac-

(*) Mead. Op. med., p. 216. (*Voy.* Bailly.)

(**) Allgemeine Zeitung vom Jahr. 1814, 16 dec.

titude avec lesquelles elle est rapportée. Nous en donnerons une traduction, qu'on lira peut-être avec plaisir à la fin de ce chapitre. Il cite entre autres phénomènes remarquables qui ont été confirmés par des expériences ultérieures, ce fait singulier, savoir : que lorsque des habitans de quelque ville où règne une épidémie se trouvent dans d'autres endroits à la même époque, ils sont quelquefois atteints de la maladie qui règne dans leur ville, sans la communiquer à d'autres individus.

Diemerbrœck a connu plusieurs familles qui, malgré qu'elles fussent fort éloignées les unes des autres, même dans différentes villes et dans des maisons de campagne, avaient été attaquées de la peste à l'époque où cette maladie exerçait ses ravages dans les lieux où ces familles avaient leur domicile (*). Ce fait est rapporté à l'occasion de la famille Van Dans. Le père craignant la peste pour deux de ses enfans, les envoya à Gorcum en Hollande; le troisième resta avec lui à Nimègue. Les deux enfans qui étaient à Gorcum, où la peste n'existait pas, restèrent pendant deux ou trois mois dans un état parfait de santé; mais tout à coup ils furent pris de la peste, et moururent au

(*) Op. cit. Lib. I, Cap. IV, annot. VI

moment où le père, avec le troisième enfant, succombait de la même maladie à Nimègue. La mère en fut également frappée, mais elle n'en mourut point. A la même époque, une sœur de Van Dans, et deux ou trois enfans d'une seconde sœur qui étaient très-éloignés les uns des autres, non moins que plusieurs autres parens qui se trouvaient dispersés, furent aussi moissonnés par cette cruelle maladie.

Enfin les cas dans lesquels la maladie a été communiquée au fœtus par la mère, sont incompréhensibles, à cause que, dans la petite-vérole et dans la siphilis, le sang n'a pas été trouvé contagieux, et que le fœtus est tout-à-fait isolé de la mère. Cependant des exemples de cette contagion sont très-fréquens dans la petite-vérole. Dibon (*) et Hunter (**) en citent beaucoup de semblables dans la siphilis. Ce dernier a vu deux jumeaux d'une mère siphilitique, qui, dès leur naissance, présentaient des pustules sur tout le bas-ventre, et qui n'avaient pu contracter cette maladie au moment du passage à travers le vagin.

Mais si l'on veut admettre que le sang des

(*) Unzers medicinisches Handbuch. S. 105.

(**) Op. cit., p. 498.

varioleux est encore infecté par une sorte de résorption à l'époque de la dessiccation, les cas où la petite-vérole est communiquée au fœtus, tandis que la mère n'est point atteinte de cette maladie, n'en sont pas plus faciles à comprendre. Méad (*) a connu une femme grosse qui depuis long-temps avait eu la petite-vérole, mais qui soignait avec beaucoup de zèle son mari atteint de cette maladie : elle accoucha d'un enfant qui était couvert de boutons varioleux.

Gutfeldt rapporte un cas analogue. La femme d'un caporal du régiment Lattermann accoucha, le 31 mars 1802, à Gratz, d'un enfant qui vint au monde avec la petite-vérole : celle-ci était bénigne et discrète, et on jugeait que la maladie pouvait être parvenue à son neuvième jour. Les parens avaient eu la petite-vérole dans leur jeunesse (**).

Cette communication de la mère au fœtus ressemble tout-à-fait à ce phénomène, dans l'état de santé, auquel Brandis, dans son livre sur les métastases (***), a fait faire spécialement

(*) Op. medica, p. 335.

(**) Altonaer Adress-komtoir Nachrichten, n° 49, V. Jahr, 1802.

(***) Op. cit., p. 75.

attention. Ce n'est pas un cas extraordinaire de voir des enfans nouveau-nés de l'un et de l'autre sexe avoir du lait aux mamelles, comme si le travail qui se passe dans ces organes chez la mère leur avait été communiqué par une sorte de sympathie. On ne peut pas croire davantage que la contagion s'opère par les nerfs et par les vaisseaux, qu'on ne peut croire qu'un état pathologique de la mère, qui survient pendant la grossesse, puisse se communiquer par le sang. On doit admettre plutôt une sympathie; et si les choses se passent ainsi, on pourra tirer, avec quelque vraisemblance, cette conclusion : que des organisations analogues dans leur constitution se communiquent leur état de santé et de maladie, sans que cette communication se fasse par quelque chose de matériel. Cette hypothèse n'est pas si hardie qu'on pourrait le croire au premier abord, puisque les phénomènes du magnétisme animal nous donnent des résultats analogues (1).

---

(1) J'avoue que je ne suis point partisan du magnétisme animal tel qu'on l'entend ordinairement, et en cela, mon opinion se trouve d'accord avec celle des médecins les plus raisonnables. Cependant si l'on voulait comprendre sous le titre de *magnétisme* certains phénomènes de l'économie animale, que l'on a rangés

Ici certains individus agissent sur les autres de manière qu'une personne s'aperçoit de l'état dans lequel une autre se trouve, même à une

---

sous le nom de *sympathie* (mot heureux qui, comme le dit Bichat, sert de voile à notre ignorance), on finirait peut-être par s'entendre. On ne nie point qu'il n'y ait, entre les individus, des rapports de convenance et de disconvenance qu'on a appelés sympathies et antipathies, et que d'autres comprennent sous le nom de magnétisme. Mais n'anticipons pas sur l'explication des faits, examinons-les pour les mieux approfondir et les classer dans un ordre méthodique. On bâille parce qu'on voit bâiller, et on a rattaché ce phénomène au penchant de l'imitation. Mais à quoi tient cette circonstance qui fait qu'un individu contracte quelquefois la fièvre intermittente pour avoir été placé à côté d'un fébricitant, et pour avoir été témoin d'un accès de fièvre ? Je donne pour très-certain ce fait que j'ai vu plusieurs fois, et qui n'est pas rare dans les endroits où l'on réunit un grand nombre d'hommes, et surtout dans les hôpitaux militaires. Comment se communiquent la crainte, la joie, le rire, l'enthousiasme, etc. ? D'où dépend cette imitation des mouvemens spasmodiques, des affections nerveuses et des convulsions les plus terribles, comme les a remarquées Kau Boerhaave dans l'hôpital de Harlem, et comme je les ai vues moi-même, dans un hôpital de femmes à Hambourg, en 1811 ? Il n'y a peut-être pas si loin qu'on le pense de ces phénomènes à ceux qui se passent dans les contagions ordinaires. Ici il faut, comme pour les premiers, qu'il y ait, entre les individus, un certain

certaine distance, et participe souvent aux mêmes phénomènes. Déjà les phénomènes ordinaires du magnétisme animal, lorsqu'ils ne sont même pas poussés jusqu'à cet état qu'on appelle *somnambulisme*, ont une ressemblance frappante avec ceux de la contagion. D'après les expériences de Wienholdt, dans l'un et l'autre cas il survient un mouvement fébrile qui se termine par un travail particulier, lequel a lieu principalement sur l'organe cutané, et est caractérisé par une transpiration abondante, après laquelle cesse la susceptibilité de l'individu à être excité de nouveau par le magnétisme. Certaines substances inanimées que le magnétiseur aurait touchées, ou aurait portées sur lui (*), peuvent également être douées

---

rapport de convenance dans les organes qui sont affectés, et c'est ce qu'on appelle *dispositions*. S'il faut préserver son imagination du merveilleux, il ne faut pas moins se garder de nier tout ce qui nous paraît d'abord difficile à comprendre; le magnétisme, étudié avec un esprit de réserve, peut conduire à une théorie qui, dégagée une fois de tout ce qui la rend extravagante, méritera d'être examinée par tous les hommes sages et éclairés. (G.)

(*) Wienholdt Heilkraft des thierischen Magnetismus. Erster Theil, über des Verfahren bey der Anwendung desselben. §. 13.

de la faculté de produire des phénomènes analogues à ceux que le magnétiseur lui-même était capable de produire. A quelques égards, la contagion se rapproche plus des phénomènes du magnétisme animal que de ceux de la génération; car, dans celle-ci, la nouvelle production ou le germe se formant dans un organe particulier destiné à cet objet, ne se confond point avec les organes qui le développent, mais en est distinct et séparé, et comme jouissant d'une existence propre.

Au contraire, dans la contagion, les organes destinés à former, à sécréter le virus contagieux, sont déterminés et développés dans le cours même de la maladie (car il ne faut point admettre l'hypothèse contradictoire de Hahn, d'Hoffmann, de Willis et autres). L'organisme entier se trouve modifié, et prend une autre forme. Il s'y manifeste un état de vitalité particulière qui lui est étranger, et qui a ses périodes déterminées, jusqu'à ce qu'enfin cet état de vitalité cesse, en vertu d'une action particulière qui le résultat, la plupart du temps, est de rendre le corps incapable de recevoir une seconde contagion (*).

Il y a quelques cas particuliers de contagion

(*) Dans les plantes, comme dans beaucoup de classes

qui prouvent qu'il n'est pas toujours nécessaire pour les produire, du mélange d'une substance palpable avec les humeurs des individus infectés. Orräus raconte l'histoire d'une contagion qu'il avait contractée. Un jour, dit-il, qu'il tâtait le pouls d'un de ses malades les plus dangereusement affectés, il sentit dans le doigt indicateur de la main droite, une commotion qui fut bientôt accompagnée de douleurs vagues dans le bras, le long des nerfs, dans les muscles deltoïde et grand-pectoral, et dans les glandes inguinales qui, quelques jours auparavant, avaient été gonflées par une autre cause, et qui dans cette occasion éprouvèrent sur-le-champ un gonflement nouveau. En même temps le doigt s'engorgea au point que la flexion ni le mouvement ne pouvaient s'y opérer : toutefois il n'y avait point de rougeur remarquable, et la douleur qui existait était comme celle d'une contusion. Demi-heure après le goût était salé, puis amer, la salive épaisse, la langue blanche; il se manifesta ensuite des douleurs de tête; et après l'emploi de cent vingt gouttes d'une mixture simple, il survint une sueur qui le soulagea beaucoup.

---

d'animaux, les organes ne sont réellement propres qu'à l'acte seul de la génération.

Il se forma aussi un charbon sur l'avant-bras droit, sans qu'il fût du reste accompagné de douleur. Il fallut y faire des scarifications, et trois jours après la suppuration s'y étant établie, toutes les parties qui avaient souffert reprirent leur état naturel.

Cependant le doigt resta gonflé et roide pendant près de quatre mois; et même lorsque l'engorgement fut tout-à-fait dissipé, Orräus éprouva encore pendant plusieurs années un sentiment particulier, qui consistait dans des secousses électriques le long du bras et dans les glandes des aines et des aisselles, chaque fois qu'il touchait le pouls de quelque malade atteint de typhus. Il dit avoir éprouvé le même phénomène le long des nerfs du bras, pour avoir fait quelques recherches dans ses notes sur la peste, lesquelles étaient enfermées avec d'autres papiers dans une caisse qu'on avait purifiée avec du vinaigre.

Van Helmont (*) a eu également occasion d'observer que le contact de papiers infectés avait déterminé, dans l'instant même, le sentiment d'un coup d'épingle, et qu'il était

(*) Joan. Baptistæ Van Helmont Opera. Edit. quart. *Lugduni*, 1667, Tom. II, p. 161.

survenu au doigt indicateur un anthrax qui avait fait périr l'individu dès le second jour.

Dans la peste décrite par Chenot, plusieurs personnes, bien portantes d'abord, éprouvaient tout à coup, aux aines et aisselles, une douleur comme si l'on y eût enfoncé un stylet, et la peste se déclarait (*).

Si l'on pense que les maladies contagieuses, non-seulement se communiquent par un virus particulier ou une matière quelconque, mais que la vitalité d'un individu, dans l'état de santé comme dans celui de maladie, peut encore avoir une influence remarquable sur d'autres individus, il est clair qu'il n'y a point de maladie qui, dans certaines circonstances, surtout lorsqu'elle exerce une influence soutenue sur plusieurs malades à la fois, ou lorsqu'elle ne rencontre point des organes tout-à-fait insensibles à son action, soit tout-à-fait privée de la faculté de se communiquer. Brandis, §. 128, désigne un grand nombre de maladies qui ont présenté des caractères contagieux. Gutfeldt, §. 102, cite également des exemples de contagion de l'érysi-

(*) Chenot, de Peste, p. 59.

pèle (1), des fièvres intermittentes, etc. (2).

Puisque la production du miasme contagieux est, comme toute autre sécrétion, un acte de

---

(1) M. Veetheread regarde comme contagieux un érysipèle qu'il a observé sur presque tous les hommes de l'équipage du vaisseau anglais *le Jaloux*. Cette opinion sur le caractère contagieux de l'érysipèle avait déjà été émise par son compatriote Wals. (*J. G. de Méd.*, octobre.) (G.)

(2) M. le docteur Bailly, *du Typhus d'Amérique*, pag. 418 et suivantes, dans une note que je lui ai communiquée, cite un grand nombre d'auteurs qui ont trouvé que la fièvre intermittente était quelquefois contagieuse. Une multitude d'autres maladies, non primitivement contagieuses, offrent les mêmes caractères. Telle est, par exemple, la péritonite des femmes en couche, et même la péritonite ordinaire considérée chez les hommes; à cet égard, je rapporterai quelques faits que j'ai recueillis dans les hôpitaux de Dantzick.

Un soldat vint à l'hôpital, n° 3, avec l'abdomen tendu et douloureux, au point qu'il ne pouvait supporter le moindre attouchement sur cette partie. La fièvre concomitante avait le caractère d'un typhus. Je fis prendre le nitre à très-forte dose dans une émulsion édulcorée, ainsi que l'esprit de Minderer; on appliqua, en même temps, douze sangsues au bas-ventre; et les jours suivans les douleurs avaient beaucoup diminué. La convalescence fut prompte.

Cependant la maladie se répandit dans la salle, et presque tous les malades, au nombre de quinze

la vitalité, on demande si la faculté de contagion cesse ou non avec la mort. Il y a trop d'expériences décisives qui prouvent que la contagion peut être produite par les cadavres, pour élever le moindre doute à cet égard, bien que Fracastor, Rondelet, Jordanus, Horstius, et même Howard, aient assuré le contraire.

Peut-être que toutes ces contradictions apparentes se dissiperaient, si l'on pouvait distinguer d'une manière plus précise les divers modes de contagion.

Puisqu'à la mort tous les phénomènes de la vitalité cessent, il est clair que la faculté de l'organisme vivant d'en influencer un autre doit cesser, et par conséquent aussi sa faculté de produire une contagion. Mais il ne s'ensuit pas nécessairement que cette propriété s'éteigne dès l'instant même de la mort; car la vie

---

ou vingt, qui étaient atteints, les uns de fièvre intermittente, les autres d'affections catarrhales, etc., furent affectés plus ou moins d'une maladie analogue. C'étaient des douleurs abdominales avec tension, gonflement du ventre, etc. Le malade, n° 11, mourut de l'inflammation du péritoine la mieux caractérisée. Un autre éprouva les accidens à un si haut degré, sans succomber, qu'il n'y eut que l'application réitérée des sangsues qui put le sauver. On n'observa rien de semblable dans les autres salles. (G.)

ne disparaît point à la fois de tous les organes et de tous les systèmes, et surtout chez les individus morts de maladies contagieuses. On a quelquefois vu, chez des personnes mortes de la peste, des bubons survenir encore après la mort. On a également remarqué dans la petite-vérole des boutons qui prenaient, après que la vie avait cessé, un certain degré d'élévation et de rougeur (*).

Dans une épidémie de fièvres pétéchiales, Stoerk a vu de même que les cadavres, pendant qu'ils étaient encore chauds, devenaient pourpres et livides, et ne reprenaient leur couleur ordinaire que lorsque la chaleur avait disparu (**). C'est pour cela que, de tout temps, on a regardé le moment de la mort ou l'instant d'après, comme le plus dangereux pour les

(*) Sydenham, Sect. III, Cap. II. Ce phénomène se présente surtout fréquemment chez les peuples où la petite-vérole ne se montre que dans de longs intervalles, et où la marche de la maladie est très-aiguë, et fait périr les malades dans la période d'invasion. Dans ce cas, la mort arrive avant qu'on ait pu découvrir aucune trace d'éruption, et ce n'est qu'après, qu'elle se manifeste. (*Voyez* Benjamin Bergmanns Nomadischer Streifereien unter der Kalmüken in den Jahren 1802 und 1803. *Riga*, 1804, Zweyter. S. 329.

(**) Anton. Stoerk Ann. med. 1760, p. 65.

personnes qui les environnaient (1), parce que les parties (*) qui recèlent le miasme contagieux cessant alors d'être en conflit avec les autres organes, manifestent encore quelque temps une force active mieux marquée.

Lorsque la mort se répand peu à peu sur tous les organes, il est probable que la contagion peut encore s'opérer; car le miasme qui s'est formé pendant la maladie peut rester encore long-temps adhérent aux corps morts. A la vérité ceux-ci, sans être tout-à-fait incapables de communiquer les virus, sont cependant beaucoup moins contagieux. Enfin, cette propriété doit être plus grande même au commencement de la putréfaction, parce que les substances développées à cette époque sont de bons conducteurs de la matière contagieuse.

Histoire de l'Épidémie contagieuse d'Antioche (**).

Je veux parler d'une fièvre pestilentielle

(1) C'est ainsi que le dernier soupir d'un mourant devient un germe de mort pour ceux qui le reçoivent. Clerc, *de la Contagion*, etc., p. 97. (G.)

(*) Schenkius, p. 871.

(**) Evagrii Scholastici Historiæ Ecclesiasticæ. Lib. IV, Cap. XXIX (ex editione Valesii, *August. Taurinorum*, 1748.), p. 370–372.

unique dans les annales du monde, qui régna pendant cinquante-deux ans, et ravagea la terre entière.

Deux ans après la conquête d'Antioche par les Perses (l'an 540 de notre ère), il parut une maladie semblable, sous quelques rapports, à la peste décrite par Thucydide, mais différente sous quelques autres. On dit qu'elle était venue d'Éthiopie : elle parcourut tout le globe sans épargner une seule nation ; il y eut des villes même où elle resta si long-temps, qu'elles furent tout-à-fait dépeuplées. Cependant dans quelques cités les ravages ne furent point si considérables. Cette maladie n'avait point d'époque fixe pour son invasion, ni pour son développement, ni pour la disparition des lieux où elle s'était montrée. Dans quelques endroits, elle paraissait au commencement de l'hiver, dans d'autres au printemps, en été, et quelquefois vers la fin de l'automne. Tandis que dans la même ville, elle désolait un quartier, elle épargnait en même temps les autres. Souvent il n'y avait que quelques maisons où régnait la maladie. Mais une observation digne de remarque, c'est que les maisons que la contagion avait d'abord épargnées, en étaient frappées l'année suivante. Une chose plus étonnante encore, c'est que lorsque les habitans d'une cité désolée par l'épidémie se trouvaient absens, et dans des lieux où la maladie ne régnait point, ils en étaient seuls attaqués.

On observa tous ces phénomènes dans un espace de temps déterminé, et que l'on désigna sous le nom de *cycle d'indiction*; c'est-à-dire, un espace de quinze ans. Ce fut surtout dans la seconde année de cette période que la désolation fut universelle.

En traçant l'histoire de cette fatale épidémie, je veux y joindre celle de ce qui m'est arrivé à moi-même. Je ne dois point oublier de dire que fort jeune encore, et lorsque je faisais mes premières études, je fus atteint de la peste avec des bubons. Plus tard, dans le cours de l'épidémie, cette cruelle maladie m'enleva plusieurs enfans, un grand nombre de parens et plusieurs domestiques, comme si chaque époque de ce mal eût dû être signalée par la perte nouvelle de quelqu'un des miens.

Deux ans avant l'époque où j'ai décrit ce fléau, parvenu à l'âge de cinquante-huit ans, j'ai vu l'épidémie ravager, pour la quatrième fois, mon malheureux pays, et j'ai eu la douleur de perdre encore ma fille chérie avec son jeune fils.

Ce mal offrait une multitude de symptômes

divers. Chez les uns, il attaquait la tête et les yeux, la cornée était injectée de sang, et le visage enflé. Le mal se portait ensuite sur la gorge, et devenait mortel. Chez les autres, il gagnait le bas-ventre, et occasionait le dévoiement. D'autres avaient des bubons et une fièvre ardente : ils succombaient dans deux ou trois jours, en conservant une connaissance parfaite. Un grand nombre périssaient dans le délire et avec des charbons. Quelques-uns éprouvaient plusieurs fois la maladie, et finissaient par y succomber dans une attaque nouvelle. La contagion avait lieu de mille manières. Tantôt, elle frappait ceux qui avaient habité ou communiqué seulement avec les malades, tantôt ceux qui les avaient touchés. Quelques autres périssaient dans leurs maisons, d'autres sur les places publiques. Il y en avait qui étant venus des villes empestées portaient avec eux la contagion et la mort sans tomber malades eux-mêmes, et d'autres qui ne contractaient jamais la maladie. Enfin un grand nombre qui vivaient au milieu des malades, qui communiquaient avec eux, qui les touchaient, et maniaient même les cadavres, restaient debout au milieu de tant de victimes; et même ceux qui avaient perdu leurs parens, et tout ce qu'ils avaient de plus cher, cherchaient la contagion, et imploraient la mort, qui, sourde à leur voix, se refusait à leurs désirs (1).

---

(1) Nous plaçons ici un fragment pour servir à l'Histoire générale de l'Epidémie de 1813 et 1814. (B.)

FRAGMENT

POUR SERVIR

A L'HISTOIRE GÉNÉRALE DE L'ÉPIDÉMIE DE 1813 ET 1814,

PAR H. BRESLAU.

LA Grèce sera ravagée *tout à la fois* par la guerre et par une maladie épidémique. (Ἥξει Δωριακὸς ὁ πόλεμος καὶ λοιμὸς ἅμ' αὐτῷ.)

Prédiction d'un ancien oracle.

Il y eut de grands tremblemens de terre, et de fréquentes éclipses de soleil (*a*) ; la sécheresse régna dans plusieurs provinces, d'autres furent couvertes d'inondations. Tels furent, avec la disette et la famine, les avant-coureurs et les compagnons de la guerre et de l'épidémie qui désolèrent le Péloponèse (*b*).

L'épidémie qui régna en 1813 et 1814, et se

(*a*) En 431 (avant J.-C.) apparition d'une comète, tremblemens de terre. En 431, 430, 429 (avant J.-C.) peste d'Athènes pendant la guerre du Péloponèse. En 427, 426 (*ibid.*) éruptions volcaniques considérables.

(*b*) Thucyd. Histor. de Bello Peloponnesiaco. Lib. I, 23 edit. Duckeri. *Amstelod.* 1731, *in-fol.*

répandit sur la plus grande partie du globe, nous paraît semblable, sous quelques rapports, à celle dont Thucydide nous a transmis la description; c'est peut-être une des plus remarquables que l'histoire de la Médecine nous ait fait connaître.

Depuis le fond de la Russie jusqu'en France et au-delà, l'épidémie d'un typhus presque aussi meurtrier que la peste même, portait l'épouvante et la désolation dans les pays qu'elle parcourait. L'histoire entière de la médecine n'avait jamais offert autant d'écrits sur la nature de cette maladie, ni autant de conseils pour s'en garantir, que dans le court intervalle où elle a paru (*c*).

(*c*) *Voyez* entre autres *Hufeland*, über die Kriegespesten. *Ackermann*, über den ansteckenden Typhus (Heidelberg). *Parrot*, über das Faulfieber. *Wegeler*, über den Typhus (départ. du Bas-Rhin et de la Moselle). Ibid. *Schahl* et *Hessert*. *Matthey*, sur l'épidémie de Genève. *Fleury*, sur l'épidémie à Anvers. *Heberard*, sur les fievres typhoïdes à Bicêtre, à Paris, etc.

Des instructions populaires sur la nature de l'épidémie, et sur les moyens prophylactiques et curatifs, ont été également publiées à divers endroits, à Paris, à Berlin, à Strasbourg, etc., etc. Quelques-unes de ces instructions se distinguent par une théorie saine et des conseils salutaires; mais il en est d'autres dans lesquelles

Le nombre des médecins qui se dévouèrent aux soins des malades et qui périrent victimes de leur zèle, dans ce temps de calamité, fut si considérable, qu'il ne fut plus possible de douter du caractère contagieux qu'avait pris cette maladie (*d*). Il y en eut qui, ayant éprouvé

---

on préconise trop généralement les avantages, tantôt des fumigations muriatiques, tantôt de quelques doses déterminées de camphre et d'opium. Quand on a lu ces opuscules, on est tenté de croire qu'en détournant l'attention principale des moyens beaucoup plus utiles, ils ont fait plus de mal que de bien. Relativement au typhus, on lit dans le Journal de M. *Sédillot* (avril 1814), quelques réflexions de M. Castel, lesquelles contiennent des vues judicieuses et des faits, que nous avons eu le triste avantage de vérifier, au péril de notre vie et aux dépens de notre santé, dans les hôpitaux militaires d'*Augsbourg*, de *Middelbourg* dans l'île de Walcheren, de *Wittepsk* en Pologne, de *Gyatz* en Russie, et de *Kœnigsberg* en Prusse.

(*d*) Ἀλλ' αὐτοὶ (ἰατροὶ) μάλιστα ἔθνησκον ὅσῳ καὶ μάλιστα προσήεσαν...

« Sed ipsi (medici) potissimum eo magis interibant » quo magis ad ægrotos accedebant ». Thucyd. *Hist.* Lib. II, 47.

Quamdiu autem, dit ailleurs Thucydide, Peloponnesii in Attica et Athenienses in navali expeditione erant, hic morbus et militiæ et domi Athenienses absumsit. Quamobrem etiam aiunt, Peloponnesios *morbi metu*, cum ex transfugis eum in urbe grassari intel-

le typhus dans une épidémie précédente, croyaient pouvoir cette fois en braver impunément le danger, et qui n'en furent pas moins

---

lexissent, simul etiam cum sepelientes viderent citiùs quam statuerant, inde discessisse. Lib. II, 57. Trad. *Duckeri.*

Mais de quelle maladie contagieuse est-il question dans l'épidémie d'Athènes? Les uns ont cru y reconnaître la peste d'Orient; les autres la fièvre jaune; d'autres une scarlatine maligne. Nous n'entrerons pas ici dans des discussions à ce sujet, mais il nous semble que lorsqu'on a cherché à résoudre cette question, on connaissait peu la nature et le caractère du typhus. Si on avait fait attention que cette maladie protéiforme offre autant de variétés qu'il y a de combinaisons dans la lésion des différens systèmes principaux de l'organisme, nous n'aurions pas vu, jusqu'à présent, tant de symptômes divers considérés comme pathognomoniques, et qui ne sont tout au plus qu'accidentels et prédominans dans telle ou telle forme de typhus, suivant le caractère de l'épidémie. C'est ainsi que l'auteur d'une des meilleures monographies sur le typhus, M. de Hildenbrand s'est trompé en considérant l'exanthème dont il parle comme un signe constant et pathognomonique du typhus contagieux. Cet auteur croit qu'avant lui on a trop peu fait attention à cet exanthème, qui, sans se rencontrer dans tous les cas, n'est pas plus nouveau que le typhus lui-même, et n'en a pas moins été observé dès la plus haute antiquité. Déjà Galien, dans une épidémie, en parle d'une manière extrêmement

attaqués une seconde fois. Dans une seule province, la Silésie, il mourut soixante-deux médecins de cette épidémie. Reil, l'honneur

---

claire. Il dit, dans son Traité Περὶ *μελαινής χολῆς*. Cap. IV.

Τοιοῦτον δὲ αὐτοῖς καὶ ὁ μακρὸς οὗτος λοιμὸς, ὁ ἐπὶ τοῦ μακροῦ θέρους γυνομένος, εἰργάζετο, καὶ τῶν γε διασωθέντων, οὐκ ὀλίγοις ἔκκρισις διὰ τῆς κάτω γαστρὸς ἐγίγνετο των καλομένων μελάνῶν, ἐπὶ τῆς ἐννάτης ἡμέρας τοὺ πίπαν, ἢ ἑβδόμης, ἢ ενδεκάτης· ὧν καὶ αὐτῶν ἐφαίνοντο διαφοραὶ πλείους, ἐνίων μὲν ἐγγυτάτω τῆς μελαίνης χολῆς ἡκόντων, ἐνίων δ᾽ οὔτε δῆξιν ἐν ταῖς διαχωρήσεσιν ἐχόντων, οὔτε ὀσμὴν δυσώδη. Πολλῶν δ᾽ ἐν τῷ μεταξὺ τούτων καθεστηκότων. ὅσοις δὲ τῶν νοσούματων ἡ διὰ τῆς κάτω γαστρὸς ἔκκρισις οὐκ ἐγύνετο τοιαύτη, τὸ σῶμα πᾶν περιέξηνθησε μέλασιν ἐξανθήμασιν ὁμοίοις. Ἐνίοις τέ δὲ καὶ οἷον λεπὶς ἀπέπιπτε ξηραινομένων τε καὶ διαφορουμένων αὐτῶν κατὰ βραχὺ δὲ ἐπὶ πλείοσιν ἡμέραις μετὰ τὴν κρίσιν. Ὅσοι δὲ διεχώρησαν ἀκριβῆ τὴν μέλαιναν, ἀπέθανον ἅπαντες.

Ejusmodi (en parlant de la bile noire) etiam sanguinem reddidit hæc longa epidemia quæ in longa ætate facta est, atque eorum qui servati sunt, non paucis dejectio per ventrem inferiorem accedit eorum, quæ nigra appellantur, in nono die magna ex parte vel etiam in septimo, vel in undecimo, quorum ipsorum *plures differentiæ* apparuerunt, quam nonnulla ad atræ bilis naturam proxime accederent, nonnulla neque in deficiendo mordacia sentirentur neque male olerentur, plurima vero in horum medio viderentur constituta. *Quibus vero ægrotis* hujusmodi ventris *dejectio* non accedit iis corpus universum nigris *exanthematibus*, *æqualibus*, *commaculatum* est *nonnunquam etiam veluti*

*

de la médecine allemande, périt à Halle à la suite d'un typhus qu'il avait contracté dans les hôpitaux. La quantité de morts, dans cette ville et à Berlin, fut si considérable, que le bruit s'était répandu que la peste commençait à régner (*e*). A Torgau et dans d'autres villes assiégées, l'épidémie ne fut pas moins funeste, et l'on prit, pour en arrêter les progrès, les mêmes précautions que l'on a coutume de prendre pour la peste. A Paris, il est vrai, la mortalité fut moins grande, mais elle ne laissa pas que d'exercer encore ses ravages, surtout dans les hôpitaux, et parmi les médecins employés au service des malades.

Une épizootie tout aussi meurtrière, et ré-

---

squama illis *exsiccatis atque discussis decidebat, sed paulatim* et multis diebus post crisin; quicumque autem atrambilem exquisitè dejecerunt, omnes perierunt. (*Galeni*, Op. omn. Tom. III, p. 168, 169, édit. *Paris.* 1679.) Je n'ai pas hésité de traduire ὁμοίοις par *æqualibus*, qui signifie *égal* ou de niveau avec la peau, *exanthèmes* non *proéminens;* tandis que dans toutes les traductions latines des œuvres de Galien ce mot est pris pour exprimer une comparaison, ce qui fait une phrase incompréhensible.

(*e*) Lorsqu'en revenant des prisons de la Russie, je fus retenu à Kœnisberg pour donner des soins aux prisonniers malades, je ne tardai point à payer un nou-

pandue sur les vaches, marchait de front avec le typhus. On dit que la contagion avait été apportée par des bœufs venus de Hongrie; cependant une semblable épizootie avait moissonné, quelque temps auparavant, le bétail de la Pologne comme celui de la Hongrie (*f*). A l'époque même où nous écrivons ceci, quoique la paix ait éloigné de nous les armées étrangères, cette épizootie n'a pas encore

---

veau tribut au typhus nosocomial. Les symptômes que j'éprouvai étaient beaucoup plus violens que ceux de la maladie que j'avais essuyée un an auparavant à Wilna, et ma convalescence plus lente. Seulement, dans cette dernière ville, j'avais eu à lutter contre le typhus compliqué de congélation des pieds. Je ne parle pas ici de la faim, de la misère, ni de la nudité, qui semblaient s'être réunies au froid le plus rigoureux, à l'encombrement et à la mauvaise tenue des hôpitaux, pour faire périr dans cette ville plus de vingt-cinq mille Français. (*Voy.* plus bas l'Histoire de l'Epidémie observée à Wilna, en 1813, par M. *Ch. Gasc.*)

(*f*) M. Dupuis, professeur à l'Ecole vétérinaire d'Alfort, m'a communiqué quelques-unes de ses observations intéressantes sur le caractère de cette épizootie, et sur l'état dans lequel on a trouvé les organes des bêtes mortes; d'où il résulte que tout autant que la différence de l'espèce des animaux le comporte, cette maladie ressemble au typhus de l'homme.

cessé (*g*). Malgré que l'on emploie tous les moyens propres à s'opposer à sa propagation, en tuant l'animal et en éteignant à la fois la vie et la contagion, la maladie se déclare encore parmi les bêtes à cornes dans les endroits où les armées n'ont point pénétré.

Pendant que le typhus régnait ainsi dans une si vaste étendue de l'Europe, la peste désolait l'Orient avec une fureur inconnue depuis mémoire d'homme. Dans le mois de juillet 1814, on écrivait de Smyrne : « *The oldest people do not recollect the plague have raged to such a degree as it did this year* ». (Les hommes les plus âgés ne se rappellent point que la peste ait sévi avec autant de violence

(*g*) S'il était permis de hasarder quelques conjectures sur le *prognostic* de la *constitution épidémique* de 1815, qui commence, je serais porté à croire que le caractère de cette constitution se ressentira encore de celui de l'épidémie précédente. Certes d'autres causes accidentelles que la guerre pourraient bien modifier sa forme, mais en sera-t-elle tout-à-fait différente? Toutes les épidémies qui ont été si généralement répandues, ont duré de trois à cinq ans, et ont traversé en général le globe de l'est à l'ouest. — La météorologie de l'hiver nous a offert un caractère extraordinaire. — Les fièvres nerveuses, avec complication inflammatoire, sont déjà très-fréquentes à Paris dans ce moment. — (Mois de février 1815.)

que cette année.) On a enterré dans cette ville jusqu'à mille pestiférés par jour; et dans le mois de juin, où la peste n'avait pas encore cessé, on comptait déjà plus de 40,000 morts sur une population de 150,000 à 180,000 habitans, dont un tiers avait abandonné la ville au moment de l'apparition de l'épidémie.

Toute l'Asie mineure, la Syrie, les Iles, la Turquie européenne, la Crimée, la Bessarabie, l'île de Malte, ont éprouvé le même sort. Ces contrées ont perdu en peu de mois le cinquième, et même jusqu'au quart de leur population. Ceux qui échappaient à la peste étaient atteints des *fièvres malignes*, qui remplaçaient cette maladie, et ne lui cédaient guère en danger et en intensité.

Tandis que la peste pénétrait dans tous les pays qui bordent la mer Noire, et franchissait les Dardanelles pour dévaster les îles de l'Archipel et le continent voisin, elle régnait d'un autre côté dans les états Barbaresques. Le détroit de la mer qui sépare l'Afrique et l'Espagne servait de limite d'un côté à la peste, et de l'autre à la *fièvre jaune*, qui moissonnait les habitans de Gibraltar et des villes voisines. On disait que la contagion de cette fièvre avait été apportée par un malade arrivé de Malaga. Mais malgré les mesures les plus sévères du gouvernement, qui doit avoir appris par une longue et malheureuse expérience, quels sont les moyens les plus propres à borner la propagation de contagion, la maladie ne disparut qu'à l'approche de l'hiver (décembre 1814), après avoir duré plus de six mois.

La colonie de Botany-Bay, non moins que plusieurs îles des Indes occidentales, éprouvèrent en 1814 une sécheresse extrême. Pendant près de dix mois il n'y eut guère que quelques heures de pluie. La disette, la famine et les maladies furent aussi funestes pour les hommes, que le défaut de pâturages le fut pour les bestiaux. La mortalité de ceux-ci dans cette seule colonie, se monte à plus de cinq mille moutons et de trois mille vaches.

Si la disette et la famine ont contribué à développer les fièvres malignes et l'épizootie dans ces contrées, si dans une autre l'épidémie régnante a emprunté la forme de la fièvre jaune, et si dans nos pays la guerre a servi comme *cause auxiliaire* du développement du typhus, n'est-il pas à présumer cependant, d'après le simple énoncé de tant de faits, que le germe de cette épidémie universelle, et même la cause de sa malignité, doivent dépendre de quelques autres circonstances que de ces causes accidentelles ?

On vit à la même époque, pendant et après l'épidémie, des éruptions volcaniques plus fortes que celles qu'on avait observées jusqu'à ce jour. La mer fut plusieurs fois violemment agitée, sans qu'on pût l'attribuer à la force des vents qui régnaient alors. Une nouvelle île volcanique sortit du sein des flots, et son apparition fut accompagnée de plusieurs météores. Des aérolites tombèrent sur plusieurs endroits de la France. Des commotions souterraines se firent sentir dans différens pays éloignés des volcans, comme à Lyon, à Pignerol et dans les Alpes. C'est à cette occasion que de Lamétherie (*h*) dit que celles de ces commotions qui ne sont point accompagnées d'éruptions volcaniques, sont des effets galvaniques de la terre.

Il faut rapprocher ici du commencement de cette grande scène dont nous venons de donner une idée générale, l'hiver rigoureux de 1812 à 1813, qui fut précédé et suivi d'une comète.

Noah Webster (*i*) a rassemblé, dans son

(*h*) Journal de Physique, janvier 1815.

(*i*) A brief History of Epidemie and pestilential diseases, with the principal phenomena of the physical world, which proceed and accompany thems and observations deduced from the facts stated by Noah Webster. *London*, 1800, 2 vol. *in*-8.

histoire des Épidémies, un grand nombre de faits, d'où il résulte que, depuis l'an 80 jusqu'à 1800 de notre ère, cinquante-deux épidémies répandues sur une grande partie du globe, ont coïncidé avec de grands phénomènes de la nature, des tremblemens de terre, des éruptions volcaniques, des agitations extraordinaires de l'Océan, et avec l'apparition de comètes, dont un hiver rigoureux a ordinairement été le précurseur.

Existe-t-il un rapport mutuel ou une cause commune de tous ces phénomènes? La supposition d'un rapport mutuel entre eux n'offre, dans la plupart des cas, que très-peu de probabilités, puisque tantôt ils coexistent presque tous ensemble, et tantôt ils se suivent immédiatement et sans un ordre fixe. C'est donc leur coïncidence qui nous fournit plus de matière à réflexion. Est-ce l'électricité qui est la cause commune de tous ces grands accidens, comme Webster est disposé à le croire? Y a-t-il une périodicité dans leur manifestation commune? Nous cherchons encore à fixer les périodes de l'inclinaison de l'aiguille aimantée, de l'aurore boréale, et de tant d'autres phénomènes de la nature, que la physique ne désespère pas de découvrir. Tout prouve déjà qu'ils ne sont pas plus soumis au simple jeu du hasard, que le cours des planètes dans leurs orbites. Il me semble qu'il sera toujours bon, en attendant, de noter ces grandes périodes épidémiques, comme l'astronome note le jour de l'apparition d'une comète, dont il présume le retour sans qu'il connaisse son cycle.

Oserai-je mentionner encore ici cette commotion générale qu'ont éprouvée, à la même époque, presque tous les peuples de la terre? L'Europe est dans un mouvement convulsif, l'Amérique espagnole essaie de briser les fers qu'elle a portés sans résistance pendant plus de trois siècles; des révolutions éclatent, non-seulement parmi les nations de l'Afrique accoutumées aux scènes de tumulte, mais elles ébranlent même le trône de la Chine. L'orage d'une révolte agite ce peuple en apparence si peu mobile et si apathique dans sa vie domestique.

Le temps viendra peut-être où nous connaîtrons mieux les grands phénomènes *cosmiques*, pour retrouver dans la coïncidence des époques remarquables de l'histoire physique de la terre et de l'histoire morale de notre espèce, cette éternelle harmonie que nous connaissons à peine encore dans l'union du physique et du moral de l'individu même. —

HISTOIRE DE L'ÉPIDÉMIE

OBSERVÉE A WILNA EN 1813, APRÈS LA CAMPAGNE DE MOSCOU,

PAR J. CH. GASC.

DÉTACHONS de cette grande épidémie, dont M. Breslau vient de nous donner une description rapide et animée, celle qui, pendant l'hiver de 1813, fit de si terribles ravages à Wilna parmi les prisonniers français et les habitans de cette ville. Témoin oculaire et acteur dans cette mémorable scène, je décrirai ce que j'ai vu avec toute l'exactitude et la vérité qui doivent caractériser un historien. Je remonterai à la source du mal sans rien déguiser, parce qu'il importe de signaler les circonstances, soit physiques, soit morales, qui l'ont produit et l'ont aggravé. En retraçant les principaux symptômes, je dirai ce que j'ai éprouvé moi-même, et ce que j'ai observé sur une masse considérable d'hommes dans les hôpitaux dont la surveillance générale me fut confiée.

La grande armée, après une retraite de plus de deux cents lieues, exécutée dans les circonstances les plus défavorables, et au cœur de l'hiver le plus rigoureux, avait laissé, dans les vastes solitudes de la Russie qu'elle venait de parcourir, une grande partie de ses soldats. Les uns, et c'était le plus petit nombre, avaient succombé sous le fer de l'ennemi; les autres étaient morts de froid, de misère, de faim ou de maladie. Les chemins, couverts de neige, étaient jonchés de nos débris et de nos cadavres, non moins que de ceux de nos ennemis. Nos maux étaient extrêmes, et nous n'en apercevions le terme que dans l'occupation de la Lithuanie. Nous espérions donc que Wilna serait le point où, réunissant nos forces, nous pourrions encore nous soutenir et nous reposer. Chacun avait fait pour arriver dans cette ville tous les efforts que le courage et l'espérance étaient capables de produire.

Depuis long-temps il n'y avait plus d'ordre dans la marche des troupes; les chefs n'étaient plus à leurs postes; nous entrons en foule à Wilna, et chacun cherche un asile dans les hôpitaux ou dans les maisons particulières : bientôt tout est encombré. Cependant, sur le bruit qu'on ne devait point occuper cette place, ceux qui sont encore en état de marcher partent, et vont périr dans les chemins ou grossir la masse des malades de Kowno et de Kœnigsberg.

Les ennemis, qui nous pressaient de toutes parts, pénètrent aussi à Wilna le 10 décembre, et ont, avec les Français, des engagemens partiels. Les Cosaques, assistés des juifs, exercent leur brigandage accoutumé sur des pauvres soldats sans défense, qu'ils dépouillent et qu'ils assassinent. Dans ces momens de rage et de cupidité tous les excès furent commis. Plusieurs Français furent précipités par les fenêtres dans les rues, où ils expiraient dans les tourmens les plus affreux. Les uns, réduits à l'état le plus complet de nudité avec un froid de vingt-cinq degrés, se traînaient partout où on voulait les recevoir. Les autres, dont les extrémités étaient gelées, marchaient sur les genoux, et demandaient la mort. Un grand nombre de ces malheureux furent enfermés à Saint-Casimir, où ils eurent à souffrir encore de la faim et des outrages de toute espèce.

Les hôpitaux et les asiles des particuliers, où l'on avait reçu quelques prisonniers, ne furent pas plus respectés. Les places de Wilna devinrent le marché où l'on étala tout ce qu'on nous avait enlevé. Les juifs, qui s'arrachaient nos vêtemens, ne se doutaient guère qu'ils seraient bientôt punis de leur cupidité par le développement des maladies contagieuses, dont ils introduisaient, par ce moyen, les germes dans leurs maisons.

Qui pourrait compter les victimes qui remplirent les rues, les places publiques et les hôpitaux! Ceux-ci, long-temps avant notre arrivée de Moscou, étaient dans le plus grand désordre; et ce serait injustement qu'on voudrait attribuer tout nos maux à nos seuls ennemis. On aurait dit que la malveillance et la perfidie s'étaient introduites dans notre armée pour en compromettre le sort (1), et tandis que encore vainqueurs et maîtres dans la Lithuanie, et lorsque nos magasins regorgeaient de médicamens, de vivres et d'habits, nos soldats dans les hôpitaux manquaient de tout. Les plaintes des officiers de santé, comme cela n'arrive que trop souvent, n'étaient point écoutées, et des médecins furent obligés, pour tranquilliser leurs malades, de les tromper en leur prescrivant des boulettes de pain qu'on leur distribuait sous forme de pilules.

---

(1) Le général Jomini commandait à Wilna au commencement de la campagne, etc.

On sent que lorsque tous les moyens manquent pour soigner les malades, on ne tarde pas à se relâcher dans tous les services. Les officiers de santé se désespèrent de voir tous leurs efforts inutiles. Les infirmiers se découragent et se négligent. Le malade ne pouvant plus se soutenir ni s'aider, fait ses ordures sous lui ou à côté de lui, et successivement les salles deviennent d'une horrible malpropreté. L'air infect qu'elles contiennent imprime aux maladies les plus simples un caractère de malignité, et de là le développement des maladies les plus graves et de la contagion même.

Tel est l'état dans lequel nous avons vu les hôpitaux de Wilna lorsque, encombrés de nouveau par l'arrivée de l'armée dans la retraite de Moscou, il devint si difficile de rétablir l'ordre et la propreté. Ce fut en vain que l'empereur Alexandre, touché de l'état déplorable des prisonniers, ordonna des mesures propres à améliorer leur sort. On nomma bien une administration française qui, de concert avec l'autorité russe, devait agir dans l'intérêt des malades; mais malheureusement elle resta loin du but pour lequel elle avait été instituée, parce que l'égoïsme de la plupart de ses membres avait étouffé en eux tout sentiment d'humanité.

La mortalité fut épouvantable. Le froid, dans le premier trimestre de l'année, fut excessif : le thermomètre de Réaumur marqua plusieurs fois 28 degrés au-dessous de zéro, et les malades qui, dans les hôpitaux, n'avaient pas de bois pour se chauffer, périssaient autant de congélation que du typhus. Enfin les cours et les corridors des hôpitaux étaient tellement couverts de morts, que, pour pénétrer jusque dans les salles, il fallait passer sur des tas de cadavres. La mort exerçait également ses ravages dans les maisons particulières, non-seulement parmi les prisonniers auxquels on avait donné l'hospitalité, mais encore parmi les habitans et parmi les juifs. Dans la chambre où je fus reçu avec mon ami Damiron, chez M. le docteur Libochitz, nous étions sept malades, dont deux moururent du typhus, deux autres en eurent des atteintes légères, et le dernier n'en fut exempt, peut-être, que parce qu'il avait une disposition phthisique, et une suppuration abondante aux deux mains par la perte totale des doigts tombés par congélation.

M. Damiron et moi avions gagné la maladie dans une petite chambre de juif, où nous avions passé la nuit à Smorgagni, aux environs de Wilna. Cette chambre était remplie de monde, mais il faisait si froid que nous préférâmes être incommodés par la respiration d'un grand nombre d'individus, dont la plupart étaient malades, que de nous exposer à périr de froid en couchant en plein air. Le matin, en nous levant, nous trouvâmes à côté de nous un militaire qui avait expiré pendant la nuit, dans un état de fièvre nerveuse stupide; et je présume que son dernier soupir fut pour nous un principe de contagion, puisqu'en sortant nous éprouvâmes tout à coup une douleur de tête considérable, accompagnée d'une sorte de stupeur ou d'ivresse. Heureusement nous pûmes nous faire transporter à Wilna, où nous fûmes reçus dans la maison dont nous avons déjà parlé. Nous ne tardâmes pas à tomber dans le délire, et à éprouver tous les accidens d'un typhus anomal. Les symptômes les moins variables étaient des doulenrs profondes aux extrémités, surtout aux pieds qui étaient gelés, lesquelles douleurs s'étendaient jusqu'aux os, et augmentaient le soir et pendant la nuit, et lorsque la chaleur fébrile acquérait de l'intensité. Dans le délire, toutes les scènes de la retraite se retraçaient à notre imagination égarée. C'étaient des Cosaques qui nous poursuivaient, des villages incendiés dont la flamme nous enveloppait, des fleuves à passer, des précipices à franchir ou à éviter; des défilés où nous étions arrêtés par l'ennemi. Une chaleur et une soif ardente que rien ne pouvait éteindre, accompagnaient ce délire, et la plupart du temps le sentiment de notre être se partageait en une multitude d'individus étrangers à nous, mais devenus incommodes par leur voisinage et leur rapport continuel avec nous. S'agissait-il, par exemple, de satisfaire à quelque besoin, il nous semblait que ce n'était jamais nous-mêmes, mais un autre qui s'en chargeait. Qu'on se figure donc, par ce tableau, les tourmens des pauvres malades en délire !

Plus d'une fois, dans notre convalescence, en visitant les hôpitaux, nous avons observé les mêmes phénomènes sur les autres malades, et l'on pouvait distinguer par leur agitation et leurs propos décousus tout ce qui devait se passer dans leur âme. Chez quelques-uns le délire était tranquille; chez d'autres, il était poussé quelquefois jusqu'à la frénésie. Nous en avons vu périr qui ne s'étaient point couchés, et qui, pendant le délire, changeaient continuellement de place; il y en eut qui se jetèrent par les fenêtres, etc. Cependant on ne vit jamais tant de courage et de résignation réunis dans l'âme du soldat qui avait conservé sa connaissance; il mourait, et son dernier soupir était pour sa patrie, *dulces moriens reminiscitur argos*, et ses derniers vœux pour le succès de nos armes. Plus nos ennemis affectoient de blâmer hautement, en présence des prisonniers, l'expédition qui les avait rendus si malheureux, plus ceux-ci redoublaient de patience et de résignation. L'amour de la patrie et du monarque, qui les avait si souvent conduits à la victoire, se convertit même alors en un véritable fanatisme.

Toutefois, ils n'avaient rien de ce qui leur était nécessaire; point de remèdes, et pour tout aliment un biscuit extrêmement noir et grossier, fait avec du pain de seigle desséché au four. Plus tard, ils eurent un peu de viande; mais avant qu'on eût fait le recensement de tous les prisonniers, on en trouva qui étaient abandonnés dans des salles, et qui, livrés à toutes les horreurs de la famine, avaient été réduits à manger la chair encore palpitante de leurs camarades morts à côté d'eux ! ! !

Quel spectacle affreux que la vue des hôpitaux à cette époque ! Les malades étaient entassés dans des salles ou dans des chambres ouvertes à tous les vents, sans feu, comme nous l'avons déjà dit, ou obligés, pour s'en procurer, d'aller démolir des maisons de bois abandonnées. Ils étaient couchés par terre et sur de la paille réduite en poussière, et qu'on n'avait pas renouvelée depuis plus de quatre mois. Les fiévreux se trouvaient confondus avec les blessés, les mourans avec les morts, pêle-mêle, au milieu des ordures et de la vermine, et au centre des exhalaisons infectes de toute espèce, et surtout de celles provenant de la gangrène des extrémités, accident si commun parmi les prisonniers, presque tous frappés de congélation.

Cet accident et la mortification des membres se rencontraient quelquefois seuls et indépendamment de toute autre maladie, mais d'autres fois d'une manière simultanée, et comme formant une complication avec le typhus. Enfin la gangrène des extrémités était une crise assez fréquente de cette maladie. On a vu des individus, dans ces circonstances, se panser eux-mêmes, et achever, avec des instrumens grossiers, la séparation trop lente des membres mortifiés. Lorsqu'ils guérissaient, ce qui était extrêmement rare, les convalescens mutilés traînaient dans les rues les restes infortunés d'eux-mêmes.

Tant de causes réunies rendaient les maladies terribles. D'abord elles n'avaient point de caractère bien fixe, ni de périodes déterminées :

les symptômes en étaient extrêmement variables ; mais par la suite elles revêtirent plus particulièrement la forme du véritable typhus. Un grand nombre de médecins et d'officiers de santé de toutes les classes tombèrent malades, et il en mourut plusieurs. Des infirmiers contractèrent également la contagion de la manière la plus prompte et la plus inattendue. J'en ai vu mourir dans l'espace de vingt-quatre heures, comme s'ils eussent été frappés de la foudre. Enfin l'infection était tellement répandue, qu'il y eut des endroits où elle n'épargna personne. J'ai vu, par exemple, à l'hôpital de Saint-Ignace, une salle qui contenait cinquante individus, laquelle fut remplie trois fois, et où les malades périrent tous, à l'exception d'un seul qui s'y trouvait depuis le commencement.

Plusieurs malades étaient couverts de pétéchies, ou avaient des parotides ; d'autres avaient des bubons, et même des charbons. Ce qui empêcha peut-être ces exanthèmes de se montrer d'une manière plus générale, ce sont les plaies profondes, les ulcères et les gangrènes simultanées dont la plupart des malades étaient atteints. Ceux qui ne succombaient point avaient des convalescences longues et pénibles ; les plaies se fermaient avec difficulté, ou se renouvelaient fréquemment. La faiblesse des membres qui étaient frappés comme d'une sorte de paralysie, était longue à se dissiper ; chez la plupart, la mémoire était presque perdue, ce qui, dans ce temps malheureux, affaiblissait le sentiment de leur triste position. Cette atteinte portée sur les facultés de l'âme a été la cause de plusieurs aliénations mentales.

Si la mortalité se fût bornée à nos hôpitaux, ou même aux prisonniers, on eût pu douter du caractère contagieux de ces maladies. Mais le typhus se répandit dans toute la ville, et vers les mois de février et de mars, on l'observa dans toutes les classes et dans toutes les conditions. Cependant les juifs, par la raison dont nous avons parlé plus haut, en furent plus généralement attaqués que les autres. Parmi les gens riches même, il y eut des familles entières qui disparurent. Les soins touchans et l'humanité que plusieurs d'entre elles avaient exercés envers les prisonniers, furent ainsi récompensés par les maux les plus affreux et la contagion la plus cruelle. C'est ainsi que M. Brioté, ancien professeur de la faculté de Wilna, a vu périr son fils à la fleur de son âge, ainsi que son épouse, et madame Horn, sa fille. M. Horn, son gendre, et une dame qui demeurait dans la même maison, tombèrent malades à la même époque et se rétablirent; M. Brioté père resta seul sur les débris de sa famille, mais l'affaiblissement de ses facultés intellectuelles lui permit à peine de sentir les pertes qu'il venait de faire.

On vit, mais trop tard, qu'on avait trop négligé l'assainissement des hôpitaux et la sépulture des morts. On donna des ordres pour cet objet, et l'on fit brûler dans toutes les rues de Wilna de la paille, du foin et du fumier, dans les vues de purifier l'air. Cette mesure, digne des époques d'ignorance, fut prise à côté d'une université justement célèbre, et qui compte des hommes recommandables. Nous citerons entre autres M. le professeur Sniadecki, qui réunit au plus profond savoir les qualités du cœur les plus aimables.

Lorsqu'on commença à transporter les morts, il faisait froid encore, et les cadavres gelés avaient conservé les attitudes dans lesquelles les individus s'étaient trouvés en mourant. La facilité qu'on eut de leur en faire prendre de nouvelles fournit matière aux outrages les plus stupides et les plus grossiers que l'on puisse faire à l'humanité. C'est ainsi que des Russes chargés de remplir les tombereaux offraient aux habitans de Wilna la vue des cadavres dans les positions les plus grotesques, et les accompagnaient avec des chansons indécentes aux lieux où ils devaient être déposés. C'est tout ce qu'on pourra croire d'un peuple encore plongé dans la barbarie : mais que des compatriotes devenus les dépositaires des secours que l'on devait distribuer aux malheureux français se soient livrés, à cette époque, à tous les excès de la débauche et de la joie la plus insultante, et aient fait retentir les cabarets de leurs chansons bachiques, c'est ce que ne croiront que ceux qui en ont été les témoins.

On avait coutume de dire, dans la campagne de Moscou, pour exprimer le découragement de l'armée, qu'elle était *démoralisée*; et on dénaturait ainsi, par une application à contre-sens, une expression qui pouvait servir plus exactement à caractériser ces hommes à qui l'égoïsme avait fait méconnaître les droits les plus sacrés de l'humanité.

Mais il faut abréger ces sortes de tableaux, beaucoup moins instructifs que rebutans, et se contenter de dire, pour ajouter un trait de plus à l'histoire de l'esprit humain, que lorsque les malades se débattaient encore contre les horreurs de la mort, il y avait des gens qui se jetaient avidement sur ce qui pouvait leur rester. D'autres volaient, pour les revendre, les provisions et les objets que le gouvernement russe avait fournis. S'il n'est pas prouvé que des hommes aient été jetés sur des tas de morts avant d'avoir rendu le dernier soupir, il est certain que des officiers supérieurs, pour la sépulture desquels on avait donné des fonds, n'ont pas reçu ce dernier devoir.

Faut-il signaler un crime d'un autre genre? On a vu des hommes soi-disant officiers de santé, car alors plusieurs individus s'étaient donné des grades et des titres qu'ils n'avaient point; on a vu, dis-je, de tels hommes qui, profitant de la malheureuse situation de quelques malades et du besoin qu'ils avaient d'être soignés, leur avaient fait consentir des lettres-de-change pour des sommes très-considérables.

Les morts que l'on transporta de Wilna furent répandus aux environs dans la campagne, et couverts d'un peu de neige et de fumier. C'est ainsi qu'on en jeta un grand nombre sur la surface glacée de la Wilia. On pensa qu'au dégel cette rivière porterait tous ces cadavres dans les eaux épouvantées du Niémen, et jusque dans les flots de la Baltique. Aussi lorsque, au printemps, la chaleur et les pluies eurent fondu les neiges et les glaces, tous ces corps furent découverts, et dévorés par les chiens et les oiseaux de proie. Ceux qui comblaient les rivières servirent de pâture aux poissons, qui, pour cette raison, devinrent un aliment dégoûtant pour les citoyens de Wilna : car le bruit s'était répandu qu'on avait trouvé, dans le ventre d'un gros brochet, un doigt qui s'était conservé entier.

Si la putréfaction et les exhalaisons des corps morts étaient des causes suffisantes des épidémies, celle de Wilna n'aurait pas dû cesser précisément à l'époque où ces causes étaient plus généralement répandues : on ne pouvait pas faire un pas hors de la ville sans sentir une odeur insupportable, et cependant le temps était superbe et l'épidémie avait cessé.

On n'avait point tenu de registre exact des morts avant l'établissement de l'administration des hôpitaux; mais on peut, par approximation, en porter le nombre aux quatre cinquièmes pour les prisonniers de guerre, c'est-à-dire, que sur trente mille individus il en est mort à peu près vingt-cinq mille. Nous ignorons la proportion de la mortalité pour ce qui concerne les habitans de Wilna; mais le docteur Libochitz nous a assuré que, sur une population de trente mille juifs, il en était mort plus de huit mille durant l'épidémie.

Je n'ai pas parlé jusqu'ici des efforts que firent les officiers de santé pour se rendre utiles dans ces temps désastreux; mais malheureusement ils n'avaient aucun moyen de faire le bien. Leurs réclamations et leurs plaintes étaient comme une voix dans le désert; il semblait même que tous les malades fussent condamnés à périr. « Les soldats, disait un » officier russe supérieur, chargé des prison» niers (1), mourront tous; il ne se sauvera » guère que des officiers, ce sont eux qui vont » être plus spécialement l'objet de nos soins ». Que devait-on penser, et que pouvait-on faire après une telle sentence?

Cependant les hôpitaux ayant été réduits à un plus petit nombre, et la quantité de malades ayant considérablement diminué par la mortalité, les officiers aux hôpitaux de la Clinique, de Dombrochinos et de Saint-Jacques, et les soldats, à ceux de la Trinité et des Augustins, furent mieux soignés. Nos visites se firent plus régulièrement, et il y eut des distributions exactes d'alimens et de remèdes. MM. Dessaix et Damiron joignirent leurs efforts aux miens pour apporter quelques remèdes à tant de maux, et conserver encore quelques membres de la grande famille. Nous fûmes secondés par M. le docteur Marie de Saint-Ursin et par plusieurs autres collabora-

---

(1) Le colonel Hoven, commandant de Wilna.

teurs, notamment par M. Lefèvre, chirurgien-major à Saint-Jacques, et par MM. Toussaint et Franchauvet à la Trinité.

Pour venger de plus en plus l'humanité, nous pouvons encore mettre en opposition à ces êtres étrangers au reste des hommes, les cœurs sensibles qui se dévouèrent avec un courage vraiment héroïque au soulagement des prisonniers; je dis héroïque, car il s'agissait moins quelquefois de braver la contagion que le danger d'être inscrit sur la liste des exilés de Sibérie. L'empereur Alexandre avait bien donné le premier un grand exemple d'humanité envers les prisonniers; mais ce sentiment chez les Polonais pouvait paraître suspect à cause des relations amicales des deux nations. Cependant il fallait bien le supposer encore pur et dégagé de tout intérêt particulier dans le cœur de la plupart de ceux qui nous ont prodigué tant de soins. On ne s'attend pas sans doute à nous les voir citer ici : la liste en serait trop nombreuse, et pourrait d'ailleurs compromettre la sûreté de ces hommes loyaux; non pas qu'ils eussent rien à craindre de l'empereur Alexandre, dont l'âme est si grande et si généreuse (1), mais parce que, entre ce sou-

(1) Parmi les actes de générosité qui caractérisent

verain et les particuliers, il existe encore une autorité redoutable. C'est pourquoi nous nous abstiendrons de nommer personne. Toutefois nous pouvons sans crainte rendre un tribut particulier de reconnaissance à M. le docteur Libochitz, vieillard respectable qui nous accueillit dans sa maison, dont il avait fait un véritable hôpital. Non-seulement il était le médecin des malades qu'il avait chez lui, mais encore il leur faisait distribuer les médicamens dont ils avaient besoin. C'était ses trois demoiselles, jeunes, remplies de vertu, de grâce et de modestie, qui s'étaient chargées de ces détails minutieux et rebutans : elles étaient comme les sœurs de charité de leur établissement hospitalier (1). Ici viennent se placer naturellement les hommages et le tribut de gratitude que nous devons encore à ces bonnes

---

personnellement l'empereur Alexandre, celui qui dut flatter surtout les médecins de l'armée et les pénétrer de la plus profonde reconnaissance, fut la manière distinguée avec laquelle Sa Majesté accueillit M. le baron Desgenettes, leur chef, et lui permit de rentrer en France.

(1) Ces mêmes dames, un an après, s'étant trouvées à Kœnigsberg, ont encore, par leurs soins, contribué au rétablissement de M. Breslau, dans la maladie qu'il éprouva dans cette ville.

sœurs grises de l'hôpital Saint-Jacques, pour les secours qu'elles ont distribués aux Français. Nous les avons vues répandre des larmes de regret lorsque, vers le mois d'avril, on ordonna le transport des malades de cet hôpital sur ceux de Dombrochinos et de la Clinique.

L'épidémie que nous venons de décrire dura trois mois, et elle disparut de Wilna au mois d'avril, pour se répandre aux environs et dans les gouvernemens voisins. Elle fit périr un grand nombre de recrues de l'armée russe, qui se trouvaient alors en marche. On fit partir de Wilna plusieurs médecins pour porter des secours dans les autres parties de la Lithuanie, où le mal s'était propagé. M. le docteur Bertrand, prisonnier de guerre, fut envoyé en Samojitie, où le typhus avait pénétré : cette maladie y régna tout le printemps, et ne disparut, dans l'été, que pour marcher sur les traces de l'armée russe, et aller grossir de plus en plus le nombre des victimes dans les hôpitaux de la Prusse et de l'Allemagne, et se porter enfin à Paris, où il ne manqua pas de faire encore quelques ravages, et de jeter l'épouvante.

Puisse le tableau trop exact que je viens de tracer de la situation des hôpitaux de Wilna, au commencement de 1813, pénétrer de plus en plus les souverains de la nécessité de prendre en considération cet objet si important, et surtout de n'en confier l'administration qu'à des hommes probes, humains et éprouvés!

DES MOYENS

A EMPLOYER CONTRE LES MALADIES CONTAGIEUSES EN GÉNÉRAL.

Des Moyens préservatifs des Maladies contagieuses dans un pays.

Des Quarantaines.

Lorsqu'une maladie contagieuse se propage seulement par le contact, ou par le moyen de quelques substances infectées, lesquelles cependant, dans certaines circonstances, perdent la faculté de communiquer la maladie, on peut présumer que la communication de cette maladie pourra être évitée, si l'on empêche les rapports de commerce avec les pays où règnent des maladies contagieuses endémiques ou épidémiques.

Les mesures que l'on prend dans ces cas consistent dans l'établissement des quarantaines.

La quarantaine a pour objet la surveillance

la plus exacte, tant sur les hommes que sur les animaux malades ou soupçonnés de l'être, qui viennent d'un pays où règnent quelquefois des maladies contagieuses : cette surveillance s'applique également aux objets de commerce qu'on porte de ces lieux (1).

Des Moyens capables de diminuer, d'arrêter ou de détruire tout-à-fait certaines maladies contagieuses.

Puisqu'il est prouvé par l'expérience qu'une maladie épidémique empêche l'invasion d'une autre, et que deux maladies contagieuses de nature différente, et même une maladie contagieuse et une autre qui ne l'est point, se rencontrent rarement ensemble dans le même individu, il est possible d'éviter une maladie grave, ou du moins d'en diminuer l'intensité par le moyen d'une autre maladie moins grave, ou par une affection locale, dans laquelle surtout il se fait une sécrétion abondante.

---

(1) Ce que l'auteur dit sur les quarantaines, n'étant guère qu'un extrait très-abrégé de ce qu'ont écrit sur cet objet Howard, Chenot, Papon et autres auteurs très-connus, nous avons trouvé à propos de retrancher tout ce qui est contenu dans le texte, depuis la page 141 jusqu'à la page 148. (*Note des traducteurs.*)

Orräus a vu que des malades atteints de la gonorrhée avant la contagion de la peste, échappaient plus facilement à cette maladie, et que, lorsqu'elle avait lieu, l'écoulement cessait pendant le développement de la peste, et reparaissait lorsque celle-ci était sur sa fin (1).

---

(1) Ce phénomène, qu'on pourrait prendre ici pour extraordinaire, est très-fréquent en pathologie. Il découle de ce principe général, qu'une affection plus forte fait disparaître une affection plus faible. Mais, comme dans ce cas la gonorrhée est arrêtée dans sa marche par les symptômes de la peste, il est ordinaire qu'elle reparaisse lorsque celle-ci se dissipe.

Je trouve, dans mon recueil d'observations, un fait qui se rattache à ce principe général, et qu'on ne lira pas sans intérêt. Un grenadier wurtembergeois était venu à l'hôpital, n° 3, à Dantzick, pour une incontinence d'urine qu'il éprouvait depuis quelque temps, sans cause connue. Dès les premiers jours de son entrée dans les salles, il contracta le typhus avec tremblement des membres, sécheresse de la langue, stupeur des traits de la face, délire, etc. Ce délire augmente au point que le malade devient furieux, et qu'on est obligé de l'attacher dans son lit. Douze sangsues, appliquées à la tête, apaisent un peu cet accident; on en renouvela encore l'application le lendemain, et l'on ne fit usage, pendant plusieurs jours, que des émulsions nitrées, ou avec l'esprit de minderer, et d'un mélange de camphre et de

Pugnet cite une observation faite sur un soldat qui, pendant trois mois, éprouva tour à tour des symptômes légers d'une maladie pestilentielle et une fièvre tierce. La peste parut d'abord avec un bubon, et se dissipa par l'apparition de la fièvre tierce : celle-ci cessa d'elle-même, et la peste se renouvela. Le bubon qui s'était manifesté parvint à suppuration; et lorsqu'il fut guéri, la fièvre tierce se montra de nouveau, et enfin elle fut combattue avec succès par des remèdes toniques (1).

---

carbonate d'ammoniaque, à prendre, à petites doses, dans la journée. Pendant que la maladie parcourait ses périodes, l'incontinence d'urine avait tout-à-fait cessé; mais vers le septième jour, la connaissance étant revenue et les accidens de l'état nerveux s'étant dissipés, l'incontinence d'urine reparut : il fallut s'occuper à combattre cet état, qui disparut peu à peu. Ce malade, dans sa convalescence, contracta la fièvre tierce, dont il eut un petit nombre d'accès, et qui céda facilement à l'usage du quinquina; il se rétablit ensuite, et sortit de l'hôpital parfaitement guéri le trentième jour de son entrée. (*Rapport* adressé à M. le baron Desgenettes, médecin en chef de la grande armée, etc. *Dantzick*, 1er trimestre de 1812.) (G.)

(1) Un grand nombre d'observations de même genre se rencontrent dans les auteurs « A la suite d'une fièvre » intermittente guérie par le quinquina, la gale parut » aux mains et aux bras; on employa l'onguent anti-

Paré assure avoir observé que les individus qui avaient des ulcères cancéreux, des ozènes, l'éléphantiasis, la lèpre, la gale et la siphilis, étaient moins sujets à la contagion de la peste.

Alexandre Benedict défend expressément de guérir la gale pendant la peste. (Lib. de Peste, cap. IX.)

Antrechau attribue à un ulcère qu'il avait au nez, l'avantage d'avoir été préservé de la peste au milieu même des ravages qu'elle exerçait à Toulon.

Les cautères sont depuis long-temps connus et usités comme préservatifs de la peste. Diemerbrœck cite un grand nombre de médecins qui ont recommandé ce moyen avec beaucoup de succès (*). Plusieurs d'entre eux ont affirmé

» psorique qui dissipa la gale, et la fièvre reparut. » Celle-ci ayant été traitée et guérie de nouveau par le » quinquina, la gale se manifesta sur toute la surface du » corps : on la traita par des lotions de l'eau de Goulard, » mais la fièvre revint encore ; le quinquina la fit cesser » pour la troisième fois, et pour la troisième fois la gale » reparut; enfin l'emploi extérieur de l'eau phagédé- » nique, contre la maladie psorique, et l'usage inté- » rieur du quinquina, contre la fièvre, guérirent le » malade parfaitement dans l'espace de quatorze jours ». (*Schœpfs in Hufelands Journal.* Tom. VIII, St. II, S. 43.) (G.)

(*) Op. cit. Lib. II, Cap. VIII, ann. 2.

que les individus qui portaient des exutoires n'avaient jamais contracté la contagion.

Diemerbroeck lui-même reconnaît que leur application est d'une utilité incontestable, et il prétend avoir vu des individus qui, ayant contracté la peste malgré la présence des exutoires, avaient été guéris plus promptement par l'usage des sudorifiques, et que les cautères fournissaient alors une matière d'une couleur particulière.

Athanase Kircher assure que, dans la peste qui régnait à Rome de son temps, aucun de ceux qui avaient des cautères n'en fut atteint (*).

Il faut avouer cependant que le nombre de ceux qui soutiennent l'opinion contraire n'est pas moins grand (1); mais l'analogie seule fait

---

(*) Op. cit., p. 314.

(1) Dans mon discours préliminaire de la traduction du Typhus contagieux, par Hildenbrand, j'ai cité un grand nombre d'auteurs qui ont préconisé l'emploi des exutoires comme préservatifs de la peste. Mais j'ai négligé de rapporter la liste, non moins nombreuse, de ceux qui pensent que ces moyens sont loin de suffire pour garantir des maladies pestilentielles. Parmi ces autorités, nous nous contenterons de citer M. le baron Desgenettes, qui assure que dans la peste qui régna dans l'armée d'Egypte, ni les cautères ni les vésica-

présumer que l'usage des exutoires dans ce cas ne peut être tout-à-fait sans utilité. Néanmoins il est toujours nécessaire de les appliquer à temps ; car, dès que la contagion est une fois développée, ils ne peuvent être d'aucun secours. Orräus, voulant procurer à un soldat qui avait la peste, des bubons ou des charbons artificiels, pratiqua des incisions aux aines, et y appliqua du beurre d'antimoine (muriate d'antimoine), mais il ne put y provoquer seulement la moindre rougeur; et le même jour il survint, sur un autre endroit, une éruption de deux charbons, dont on favorisa la suppuration; et le malade guérit parfaitement.

L'inoculation de la vaccine, comme celle de la variole, reste quelquefois imparfaite dans ses effets, si le sujet se trouve frappé d'abord de la rougeole, de la scarlatine, de la fausse variole, du typhus, de l'influenza, etc., de même que cela arrive pour la peste. Les dartres sèches, pustuleuses et prurigineuses, la teigne, les croûtes laiteuses, les érysipèles, etc.,

---

toires n'en avaient préservé. C'est ainsi que dans les questions les plus difficiles de la médecine, le pour et le contre se trouvent soutenus par les hommes les plus recommandables; cela tient sans doute à la différence des circonstances et des lieux dans lesquels ces observateurs se sont trouvés. (G.)

peuvent empêcher le développement de la vraie vaccine lorsqu'ils se rencontrent en même temps; et l'on doit avoir soin de guérir les éruptions anciennes de la tête, si l'on veut favoriser l'apparition d'une véritable vaccine (*) (1).

La petite-vérole et la vaccine se comportent de même, lorsqu'elles se rencontrent en même temps chez le même individu : elles s'influencent réciproquement. La pustule qui devait paraître après la vaccination se forme plus lentement et reste plus petite, et la variole prend le caractère de la petite-vérole verruqueuse. Les boutons ne se déchirent point. Du reste, le pus du bouton vaccin et celui de la variole imparfaite fournis dans cette occasion, peuvent encore produire une nouvelle infection dans un autre individu (William). Dans ce

(*) On Vaccine inoculation, by Robert William. *London.*

(1) Un grand nombre de faits qui nous sont propres, prouvent que la présence des dartres, de la teigne, des croûtes laiteuses, etc., n'empêche point le développement de la vraie vaccine, quoiqu'on doive toujours préférer, pour l'inoculation de cette maladie, des sujets sains. Il y a une multitude d'exemples d'individus qui ont été débarrassés de ces maladies par suite de la vaccination. (G.)

cas, si le virus vaccin a perdu avec le temps de son activité, et n'est plus en état de produire des pustules réelles, il peut encore posséder la propriété de rendre au moins plus bénigne la petite-vérole. C'est ainsi que M. Alexandre de Humboldt raconte que, dans l'année 1802, il régnait en Amérique, sur les côtes de la mer du Sud, une petite-vérole épidémique, durant laquelle un vaisseau de Cadix ayant apporté du virus vaccin, on pratiqua la vaccination, sans qu'il en résultât aucune véritable pustule. Toutefois on observa que les personnes vaccinées avaient eu la petite-vérole tout-à-fait bénigne.

Quelque chose de plus remarquable encore que ce que nous avons observé jusqu'ici, c'est qu'il y a des cas où certaines maladies préservent d'une seconde infection, long-temps même après qu'elles sont passées. Hornemann (*) assure que la caravane de Darfur avait apporté à Fezzan une maladie contagieuse, différente, sous beaucoup de rapports, de la maladie siphilitique qui était venue de Tripoli au Caire, et qui cependant préservait l'individu qui l'avait déjà éprouvée, de l'infection de l'autre. On a déjà remarqué plus haut qu'à Fezzan et

(*) Op. cit. p. 122.

au Caire, la siphilis n'attaque le même individu qu'une fois.

La vaccine nous présente un exemple frappant d'une maladie contagieuse qui préserve, même long-temps après, l'individu d'une maladie bien différente; car nous savons, d'après un grand nombre d'expériences, que la vaccine préserve de la petite-vérole, aussi bien que l'inoculation de cette dernière garantit d'une nouvelle infection. Sur quarante-six vaccinés auxquels on avait inoculé la petite-vérole pour la deuxième et troisième fois, il y en eut dix qui éprouvèrent de la fièvre et une sorte d'éruption; mais cette éruption ne fut point considérable. Un de ces dix individus n'eut qu'une seule pustule, un autre deux seulement, le plus grand nombre en avaient moins de vingt, et enfin deux autres plus de cent, qui étaient accompagnées d'une fièvre plus forte. Dans aucun de ces cas les boutons varioleux ne parvinrent à leur maturation, ou celle-ci fut plus précoce qu'à l'ordinaire : ils étaient secs, et dans l'espace de sept jours ils n'existaient plus (*). Enfin, lorsqu'on inoculait en

(*) Medical and physical Journal for the year 1808. Göttingische gelehrte Anzeigen. 208 stük, 30 dec. 1809, S. 2073.

même temps la petite-vérole et la vaccine, cette opération ne pouvait rien produire chez les individus qui avaient déjà été vaccinés.

Cependant il ne faut pas oublier que la variole ne garantit pas toujours d'une seconde infection locale, et que, d'un autre côté, comme le rapporte Cuson, il y a eu des infections locales avec des boutons dont la matière a été inoculée avec succès, sans avoir préservé par la suite les individus d'une seconde contagion générale (*).

Serait-il possible enfin que la vaccine, qui est un préservatif de la variole, pût encore garantir d'autres maladies contagieuses, comme de la peste, par exemple (**)? Ce phénomène ne serait pas plus étonnant que le premier, puisqu'une affection d'une espèce d'animaux si différens de l'homme détruit la disposition de celui-ci à contracter une sorte de contagion.

Des Moyens de détruire les Miasmes contagieux (contagium).

Dans les temps les plus reculés de la méde-

(*) D. Christ. Hufeland, über die Vorzeige der inoculation der Blattern und Verschiedener Kinder Krankheiten. *Leipzig*, 1792, S. 60.

(**) Salzburg medicinische chirurgische Zeitung. 1803 Bd 3, S. 367.

cine, le feu a été regardé comme un des plus puissans destructeurs des contagions, parce que, d'une part, on croyait les miasmes contagieux combustibles, et de l'autre, le feu comme un des meilleurs moyens de renouveler l'air.

Mais une multitude d'expériences nous prouvent que ce moyen n'a pas toujours eu le succès désiré; et même, dans quelques cas, on a cru remarquer qu'il avait augmenté la violence des épidémies. Durant une peste qui régnait à Londres, on avait allumé et entretenu, pendant trois jours consécutifs, un feu continuel, et il mourut dans une nuit plus de quatre mille individus, tandis qu'il en était à peine mort huit mille dans la semaine précédente (*) (1). Van Swieten, dans le dixième volume de ses Commentaires sur les Aphorismes de Boerhaave, cite plusieurs cas où l'on s'est servi de ces moyens sans efficacité.

La combustion même des cadavres, des vêtemens et des ustensiles des pestiférés ou des individus morts à la suite d'autres maladies contagieuses, doit être exécutée avec la plus

(*) Hodge de Peste, p. 24.

(1) Ceci pourrait tenir à l'accroissement successif et rapide qu'avait pu acquérir la maladie indépendamment de l'action et de l'influence du feu. (G.)

grande précaution. A Shipton, qui est une petite ville du comté de Worcester, on porta sur une colline voisine un malade atteint de petite-vérole, et qui avait été trouvé sur la route; on le plaça dans une petite baraque, où on lui fournit tout ce qui lui était nécessaire : cependant peu de jours après il mourut. On l'ensevelit à une profondeur considérable, et on mit le feu à la baraque et à ses vêtemens. Pendant cette opération il s'éleva un vent qui porta la fumée sur un quartier de la ville, et quelques jours après la petite-vérole se déclara dans ce quartier : huit personnes succombèrent très-subitement (*).

Chenot rapporte un cas semblable (**). Il s'agit d'un infirmier qui avait souvent transporté et brûlé des objets appartenant à des pestiférés, et qui fut pris tout à coup de la peste, pour s'être exposé une fois à l'impression de la fumée dans une opération de ce genre.

Dans les mêmes vues de renouveler l'air, on a également recommandé l'explosion de la poudre à canon. A cette occasion, Jacob Lind dit avoir vu une fièvre contagieuse qui régnait sur un vaisseau, se dissiper promptement après une

(*) Mead. Op. p. 270.

(**) Op. cit. p. 40.

forte canonnade, dans laquelle on avait brûlé vingt-cinq barils de poudre (*).

Dans l'intention de purifier l'air et les objets qui environnent les individus atteints de maladies contagieuses, et dans lesquelles on a cru voir des substances putrides, on a aussi recommandé la chaux pour en imprégner les murs et les matières mêmes capables de la supporter; mais Guyton-Morveau a découvert que cette substance ne change point la qualité de l'air qui a séjourné sur les viandes pouries; qu'elle précipite bien l'acide carbonique, mais qu'elle ne détruit point l'odeur de putréfaction. Il y a en outre des exemples remarquables de personnes employées au blanchîment du linge des malades, et qui ont eu souvent à manier de la lessive et du savon, qui ont contracté la contagion plus facilement que d'autres (**).

Diemerbrœck remarque aussi que l'eau de savon qui avait servi à laver du linge sale et imprégné de contagion, avait communiqué une maladie dangereuse, et que le linge même

---

(*) Sammlung ausserlesener Abhandlungen für practische Aerzte. 2 Band.

(**) Lib. II, Cap. III, ann. VI.

blanchi dans une telle eau avait produit le même effet.

D'après l'avis d'Alderson (*) il est plus convenable de purifier l'air d'une chambre où se trouvent des individus atteints de maladies contagieuses ou de maladies putrides, avec de l'eau pure, en versant souvent ce liquide d'un grand bassin dans un autre. Il recommande l'eau chaude, mais nous donnons la préférence à l'eau froide.

Autrefois on faisait les fumigations avec des plantes aromatiques et résineuses, auxquelles on mêlait du soufre ou du nitre, pour détruire l'infection de l'air et des objets qui entourent les malades. Il y a quelque raison de croire que cette méthode n'a pas toujours été sans une utilité marquée. On l'employa dans la peste de Moscou, en 1772, à l'occasion de dix criminels que l'on enferma pendant trois semaines dans l'hôpital, et qui se servirent des habits et des lits des pestiférés sans contracter la contagion. Mais il ne faut pas oublier que cette expérience fut faite à la fin de l'épidémie, et que les résultats devaient en être bien diffé-

(*) Alderson Versuch über die Natur und Entstehung des Anstekungs-Giftes bey Fiebern, a. d. engl. V. D. H. J. Buchkolz. *Jena*, 1790.

rens que si on l'eût tentée au commencement. Au reste, des expériences de cette nature, faites sur quelques individus, ne peuvent rien décider, quand on pense à la différence qui peut exister entre eux relativement à leur disposition pour les contagions.

Enfin, en 1773, Guyton-Morveau a découvert dans l'acide muriatique un moyen sûr de débarrasser l'air des substances putrides et infectes qu'il contient, et de le rendre par-là plus propre à la respiration : c'est ainsi qu'on purifia, à Dijon, l'air d'une église qui avait été infecté par l'ouverture des tombeaux. D'après ces expériences, Carmichael Smyth essaya l'acide nitrique pour purifier l'air de quelques vaisseaux anglais et russes, dans les vues d'arrêter les ravages d'un typhus qui y régnait. Ces essais mirent bientôt hors de doute les avantages des fumigations nitriques : l'infection commença à diminuer, et les malades se trouvèrent beaucoup mieux.

Rollo, dans son traité sur le Diabétès sucré, publié à Londres en 1797, a communiqué les expériences de Cruiskshank, qui s'était servi de l'acide muriatique oxigéné pour désinfecter les chambres dans lesquelles se trouvaient des malades atteints d'ulcères qui répandaient une très-mauvaise odeur.

Guyton-Morveau a fait une suite d'expériences (*), d'où il résulte que les émanations des substances animales en putréfaction impriment à l'air la propriété de dissoudre les sels métalliques, et qu'au contraire les acides minéraux sont en état d'enlever à l'air sa mauvaise odeur et sa propriété de désoxidation. Il a trouvé surtout la faculté désinfectante dans les acides nitrique et muriatique; c'est pourquoi il les recommande comme les moyens les plus efficaces pour purifier l'air, dans la supposition que les miasmes contagieux ont de l'analogie avec les émanations putrides des corps morts; et il a cherché à démontrer leur utilité, non-seulement pour purifier l'air infecté par les émanations des substances putrides et par le séjour des malades qui sont atteints d'une fièvre nosocomiale, mais encore pour détruire tout miasme provenant des maladies contagieuses.

. . . .
. . . . (1).

(*) Traité des Moyens de désinfecter l'air, etc. *Paris*, an IX.

(1) Depuis la ligne 19 de la page 161 jusqu'à la ligne 33e inclusivement de la page 163, l'auteur ne fait que la simple exposition de la manière avec laquelle on prépare les fumigations. C'est aujourd'hui une chose si

Les découvertes auxquelles Guyton-Morveau a tant contribué, sont de la plus grande importance, et méritent toute notre attention, surtout dans les cas où beaucoup de fiévreux et de blessés sont réunis dans un petit espace, et lorsqu'on a lieu de craindre l'infection de l'air par des émanations nuisibles; dans ces cas, l'expérience a déjà décidé de leur utilité : mais il est moins certain que les acides minéraux soient capables d'empêcher l'infection dans les maladies primitivement contagieuses. Les raisons que Guyton-Morveau donne pour appuyer sa théorie à cet égard, exigent, sous beaucoup de rapports encore, des recherches ultérieures.

D'abord on ne peut établir aucune analogie entre les substances animales en putréfaction et les miasmes contagieux, car ceux-ci ne sont point le produit de la putréfaction; et, dans la peste même, les symptômes de putridité ne sont qu'accidentels et comme une complication. Cette maladie en elle-même ne présente aucun caractère de putridité, et elle ne consiste que dans un changement de vitalité. Diemerbrœck a connu trois religieux qui avaient

connue, que nous avons cru devoir supprimer la traduction de ce morceau. (G.)

des bubons pestilentiels, et qui moururent en causant au retour d'une promenade, sans offrir aucun signe de putridité. Orräus a même remarqué, sur quelques cadavres de pestiférés, que la putréfaction avait été retardée, et qu'avant la mort des individus il n'y avait point eu de colliquation. Hamilton prétend également avoir vu des cadavres couverts de pétéchies, se putrifier plus tard que ceux des personnes qui avaient succombé à un typhus simple (*).

Ensuite, l'opinion que les personnes faibles et valétudinaires sont atteintes de préférence des maladies contagieuses, et que l'oxigène contenu dans les acides et développé par les fumigations améliorait ou fortifiait la constitution, est directement contredite par l'expérience même de toutes les épidémies, dans lesquelles les personnes les plus robustes et dans la fleur de l'âge sont, en général, les premières attaquées.

En troisième lieu, on ne peut pas admettre sans restriction que les contagions se propagent par la malpropreté et par le dégagement de quelques substances putrides; car il y a des

(*) Ferriar M. D. Medical Histories and Reflections. Warington. 1792.

observations qui prouvent que les maladies contagieuses ne se montrent pas toujours dans les endroits les moins spacieux et les plus malpropres : elles paraissent indistinctement dans les quartiers les plus élevés et les plus salubres. La peste qui régnait à Vienne en 1679, fit plus de ravages dans les quartiers les plus aérés et les mieux tenus de la ville (1). Au contraire, celle qui parut en 1713 fut plus funeste dans les quartiers plus malsains (*).

C'est ainsi que la peste, à Lyon et à Marseille, régnait avec moins de fureur dans les rues malpropres et resserrées (**). La peste de

---

(1) La peste qui régnait à Lyon, en 1628 et 1629, était accompagnée de circonstances qui méritent d'être remarquées. Les lieux infects, les maisons pleines d'immondices, étaient, pour ainsi dire, des lieux de sûreté. Les rues étroites, les logemens resserrés, les quartiers étouffés, ces lieux si propres à recevoir les impressions de la peste, en préservaient; au lieu que les collines, les lieux aérés, les jardins agréables y étaient plus exposés. Enfin les maisons vides d'habitans, et où par cette raison l'air devait être corrompu, s'étaient changées en demeures saines; et tel homme s'était conservé en santé, dans l'air impur de la ville, qui trouvait la mort dans la maison de campagne où autrefois il allait rétablir sa santé. (*Voyez* Gellot, *Peste de Lyon.*) (G.)

(*) Wiener Pest Beschreibung. S. 235.

(**) Malouin, Académie des Sciences, l'an 1751, p. 137.

Londres cessa, sous Charles II, lorsqu'on eut ouvert tous les cloaques. Nous avons encore, à cet égard, des observations plus modernes. Dans une épidémie de fièvres catarrhales bilieuses observée à Stuttgardt, Consbruch n'a pas remarqué un seul cas de contagion dans la partie de la ville où coulait un ruisseau extrêmement infect (*).

Gonzalez remarque à dessein que la fièvre jaune qui régna à Cadix en 1803, se manifesta d'abord dans le quartier Sainte-Marie, le plus salubre et le plus propre de tous, tandis que ceux de Caleta et des Capucins n'en furent atteints que les derniers.

Il y a entre les maladies contagieuses en général, une trop grande différence pour croire qu'elles puissent toutes être combattues par les mêmes moyens. Celles qui offrent évidemment un caractère inflammatoire, telles que la petite-vérole, la rougeole, l'influenza, et même la fièvre jaune, etc., demandent d'autres moyens que les fièvres des prisons et des hôpitaux.

Cruikshank, il est vrai, a bien fait l'expé-

(*) Consbruch, Dissertatio sistens Histor. febris mucosæ biliosæ annis 1783 et 48 Stuttgardtiæ grassatæ, p. 20.

rience que la matière variolique mêlée avec l'acide muriatique oxigéné, et inoculée ensuite, ne produit point de contagion; mais il serait à désirer qu'il eût inoculé le même individu avec du pus non mélangé, comme pour faire une contre-épreuve; car, dans le cas rapporté par Mead, le feu même n'avait pu détruire le miasme contagieux.

Des expériences analogues, faites par Fontana avec un mélange de poison de la vipère et un acide minéral, prouvent que cette substance, dans ce cas, n'a pas eu une action différente sur l'économie animale (*); mais le poison du ticunna, au contraire, en avait éprouvé une altération remarquable (**).

Enfin, l'expérience prouve que les fumigations acides minérales n'ont pas eu, dans la fièvre jaune du moins, les effets avantageux qu'on en attendait; toutefois, d'après les expériences de Cabanellas, celles qu'on a employées dans le mois de novembre 1800, dans l'épidémie de Séville, ont paru très-avantageuses; mais il faut remarquer qu'elles ne furent pratiquées que sur la fin de l'épidémie, c'est-à-dire, à une époque où le résultat de ces

(*) Op. cit. S. 231.
(**) Op. cit. S. 295.

expériences peut être trompeur (1). Cette autre expérience de Cabanellas, qui s'est servi sans danger de la capote de Garreis, après l'avoir

---

(1) Avant de nous permettre aucune réflexion sur cet objet, nous citerons les résultats d'une expérience faite par le même don Michel Cabanellas, sur l'efficacité des fumigations par l'acide muriatique oxigéné, dans la place de Carthagène, laquelle expérience a donné lieu au décret suivant du roi d'Espagne.

M. le professeur Desgenettes, inspecteur-général des hôpitaux militaires, à son retour d'Espagne, au commencement de 1806, remit à M. Guyton de Morveau une copie authentique de ce décret.

Je communique à M. le Secrétaire d'Etat au département de la guerre ce qui suit : Le roi a été instruit, par différens rapports de don François de Borja, commandant-général à Carthagène, des services importans et distingués rendus par don Michel Cabanellas pendant la contagion qui a éclaté dans cette place. Sa Majesté a été surtout pénétrée du mérite de l'expérience par lui faite dans l'hôpital des Antigones de la même ville, dans lequel il s'est renfermé avec cinquante personnes pour prouver l'efficacité des fumigations de Guyton-Morveau, et y a dormi avec toutes ces personnes, y compris deux de ses jeunes enfans, dans les mêmes lits où avaient péri plusieurs victimes de la contagion, qui y avaient laissé d'horribles traces de leur sang et de leurs vomissemens, n'ayant employé d'autres moyens préservatifs que les fumigations acides minérales. Sa Majesté a appris, avec la plus

fumigée, n'est pas plus concluante que celles qu'on a faites à Moscou, et que nous avons citées plus haut.

---

grande satisfaction, que le résultat avait été tellement heureux, que les cinquante personnes, après avoir été renfermées dans ce lazaret, en étaient sorties dans l'état de la plus parfaite santé; en conséquence, pour donner un témoignage de sa munificence royale, Sa Majesté a fait grâce à chacun des galériens qui se sont soumis volontairement à cette expérience, sans avoir eu précédemment la fièvre jaune, d'une année sur le nombre de celles qu'ils sont condamnés à passer dans les fers; approuve en outre la gratification qui leur a été accordée par son capitaine-général. Quant à don Michel Cabanellas, Sa Majesté lui accorde le titre et les honneurs de médecin de sa chambre, avec 24,000 réaux de pension annuelle (6000 liv.), qui lui seront payés par mois sur les fonds de la communauté de Carthagène; enfin il votera dans le corps municipal de cette ville, dont il sera considéré comme membre-né. La munificence du roi récompensera également l'épreuve dans laquelle ses deux enfans ont, ainsi que lui, exposé leur vie pour l'intérêt de l'état et de l'humanité.

« En vous transmettant les ordres de Sa Majesté, je » prie Dieu de vous accorder de longs jours ».

Madrid, le 3 août 1805. — *Signé* le prince DE LA PAIX.

Sans décider la question si ces fumigations ont été faites à la fin de l'épidémie de la fièvre jaune, et à une époque où la maladie ne paraît plus susceptible de se répandre et de se communiquer davantage, il n'en est

Les fumigations de Guyton-Morveau et de Smyth, dans l'épidémie de Cadix en 1800, et dans celle de Malaga en 1803, ne paraissent

---

pas moins vrai que les fumigations d'acide muriatique oxigéné sont toujours utiles pour corriger les émanations putrides développées dans le cours de l'épidémie, et accumulées, surtout dans les endroits qui ont été le centre de réunion d'un grand nombre d'hommes. Si les fumigations ne sont point capables de détruire les miasmes des maladies éminemment contagieuses, elles nous paraissent au moins propres à s'opposer à la propagation de celles qui se développent par infection, et d'empêcher même que les miasmes contagieux qui se forment dans le cours de l'épidémie, n'acquièrent assez de force et d'intensité pour résister à l'action des fumigations. Elles sont utiles surtout lorsqu'il y a dans les hôpitaux beaucoup de fièvres adynamiques, des gangrènes, des dysenteries putrides, le scorbut, etc. C'est dans ces maladies principalement que M. le baron Desgenettes, le premier en France, en a constaté l'efficacité. Dans sa lettre à M. Cuvier, secrétaire perpétuel de la première classe de l'Institut national, *Paris*, le 15 messidor an XIII, il s'exprime ainsi :

« Ceux qui attendent les résultats de ces fumigations, » non-seulement sur la salubrité, mais encore sur leur » influence dans la guérison ou la prophylactique des » maladies, apprendront avec intérêt les faits suivans :

» 1°. Les maisons d'arrêt militaires de cette capitale » fournissent régulièrement, à l'hôpital militaire, des » fièvres adynamiques qui non-seulement s'aggravent

pas avoir été d'un avantage moins douteux, ainsi qu'on l'a observé dans la préface de la traduction allemande des rapports faits par Gonzalez et Arejula sur ces épidémies.

» dans nos salles, mais se communiquent très-fréquemment aux malades des lits voisins et aux infirmiers. Il » est constant que, depuis un an, ces sortes de commu- » nications n'ont plus lieu.

» 2°. Des gangrènes, très-étendues parmi les blessés, » ont été également limitées aux malheureux qui en » étaient atteints. L'odeur spécifique de la gangrène » n'est point anéantie, mais elle est modifiée par les fu- » migations.

» 3°. Nous avons, depuis plusieurs années, un grand » nombre de scorbutiques. On a été dernièrement » obligé d'en séquestrer trois à cause de l'insupportable » infection qu'ils répandaient, avec des torrens de salive » sanieuse; cependant, au moyen des fumigations, on » est parvenu à neutraliser cette odeur spécifique, et » elle s'est concentrée en quelque sorte autour du ma- » lade dans une atmosphère de quatre à cinq mètres. » Des infirmiers robustes et bien nourris, auxquels on » donnait journellement de l'eau-de-vie, sont parvenus » à coucher assez près de ces scorbutiques, et à les servir » très-régulièrement.

» La classe a eu communication du toisé de cet hô- » pital. Jamais la mortalité n'y a été moindre que dans » les neuf premiers mois de cette année; mais il faut » se rappeler que cet établissement reçoit des malades » des prisons, et qu'il renferme les deux extrêmes,

A Cadix l'épidémie dura trois mois, et les individus qui avaient quitté la ville pour éviter la contagion, la contractèrent encore après cette époque, à leur retour, malgré qu'on eût employé les fumigations. Arejula dit lui-même qu'il regardait ces fumigations comme d'excellens moyens pour purifier les habitations lorsque l'épidémie était passée; mais qu'il n'était pas possible de détruire par ces moyens l'épidémie elle-même : cependant il prétend, à la fin, avoir remarqué des effets avantageux des fumigations acides, sans toutefois faire connaître les expériences qui les constatent.

» beaucoup de conscrits, souvent réfractaires, et des » vétérans non casernés, qui, de même que la plupart » des pauvres de cette grande cité, ne vont dans les » hôpitaux que quand ils n'ont plus guère de res- » sources.

» J'ai l'honneur de vous saluer,

» R. DESGENETTES ».

Voyez encore : Observations de M. Bonefos, médecin-adjoint de l'hospice de Perpignan, sur les fumigations d'acide muriatique oxigéné; article communiqué par M. Desgenettes. (*Annales de Chimie*. Tome LVII, page 184.) Et le rapport fait à la classe des sciences physiques et mathématiques de l'Institut, par M. Pinel, sur les résultats qu'a obtenus M. Desgenettes par l'usage des fumigations de gaz acide muriatique oxigéné. (*Annales de Chimie*. Tome LVII, page 187.)

La fièvre jaune reparut à Malaga et à Cadix en 1804, et fit, dans la première de ces villes, des ravages aussi considérables que la première fois. Sur huit ou neuf médecins qui s'y trouvaient le 16 septembre, il ne s'en sauva que deux (*). Arejula y était retourné. A Cadix, pour cette fois, on recommanda des frictions huileuses.

Des lettres venues de Malaga le 15 novembre (**), assurent que le seul moyen qu'on pût employer contre la fièvre jaune, était une prompte fuite (1), et que les fumigations les

---

(*) Allgemeine Zeitung, 1804, vom 16 oct.

(**) Allgemeine Zeitung, 1804, vom 26 december.

(1) Ce moyen peut être excellent, il est dommage qu'il ne soit point médical. Au reste, il a été recommandé par un auteur célèbre, qui nous dit que le plus sûr moyen d'éviter la contagion serait de la fuir; et voici sa pensée :

> Hæc tria tabificam tollunt adverbia pestem :
> Mox, longe, tarde, cede, recede, redi.

Clerc (*de la Contagion de sa nature*, etc.) fait à ce sujet l'observation suivante : « La fuite n'est permise » qu'aux personnes inutiles à la société, et celles qui lui » sont inutiles ne valaient pas la peine que l'auteur fît » ces vers pour leur conservation ». D'ailleurs on n'a

plus actives étaient inutiles. Dans la maison du gouverneur on avait fait des fumigations partout, dans la cour, dans les corridors et dans toutes les chambres; et malgré toutes ces précautions, tous les membres de cette famille n'en moururent pas moins de la fièvre jaune.

Plus tard on annonça bien qu'on avait enfin dissipé la maladie à Cadix, par le moyen des fumigations (*); mais dans la même feuille on dit, au contraire, qu'à Malaga les personnes qui étaient rentrées dans la ville avaient été frappées de la fièvre jaune, malgré la saison de l'hiver.

Des expériences nouvelles réitérées pourront donc seules servir à déterminer les circonstances dans lesquelles on peut employer ces moyens avec efficacité (1).

---

jamais plus besoin de secours que dans les temps de contagion et de calamités publiques: où en serait-on surtout si, à l'exemple de Galien, les médecins quittaient les villes où la peste règne? (G.)

(*) Allgemeine Zeitung, 1805, vom 5ten maerz.

(1) Les professeurs Kieser et Doebereiner, à Jéna, ont fait l'observation que le charbon de bois bien brûlé, et surtout lorsqu'il est légèrement humecté, a la propriété d'absorber presque tous les principes odorans qui se trouvent répandus dans l'atmosphère, et qu'il est par conséquent un moyen propre à désinfecter l'air.

Mais il faudrait multiplier les expériences pour savoir quelle est la quantité qu'il faut employer pour agir sur certaines substances, non moins que pour découvrir quelles sont celles avec lesquelles il a le plus d'affinité, et quelle est l'espèce de charbon dont on doit se servir de préférence (*).

Dans le Bulletin de Pharmacie, mois de septembre 1814, M. Laubert a publié des expériences sur les fumigations camphrées qui ont été faites par M. Astier, pharmacien principal à l'hôpital de Torgau, où régnaient des fièvres typhoïdes. Nous devons regretter que ces expériences ne soient point appuyées par des observations détaillées, faites par des médecins. M. Laubert remarque à cette occasion qu'il a constaté lui-même la propriété antiputride du camphre sur des substances animales mortes. En le combinant avec du bouillon, il est parvenu à en arrêter la putréfaction. Il faut remarquer que les mêmes expériences avaient été faites par Pringle ; et on trouve des observations pareilles dans un *Essai pour servir à l'histoire de la putréfaction*, Paris, 1766.

Quand on pense, d'une part, que le camphre en brûlant donne une si grande quantité de fumée, et qu'il contient tant de carbone, et de l'autre, que la fumée a été regardée comme un puissant moyen de désinfection, soit qu'elle provienne de vieilles semelles de souliers brûlées (Maurice de Toulon), ou de plantes aromatiques, ou de tabac, ou de vieux cordages de vaisseaux, du goudron, etc. (Cook, Lind, Pringle), on est tenté de croire que la fumée, comme moyen désinfectant, mérite au moins autant d'attention que le chlore.

(*) Wiener Litteratur-Zeitung. Juny 1814.

Plusieurs auteurs anglais observent que depuis que l'usage du charbon de terre, comme combustible, est plus commun à Londres (1615), la peste et les fièvres malignes y sont devenues plus rares, et ont diminué d'intensité. F. Hoffmann fait la même remarque sur Halle en Saxe.

Les ouvriers qui exploitent le charbon de terre, et des porte-faix, dont la seule occupation est de porter le charbon de bois, les forgerons, etc., ont paru, dans certaines épidémies typhoïdes, les seuls qui en ont été exempts.

Que dirons-nous de ces observations qui paraissent si contraires à la théorie généralement adoptée sur la salubrité de l'air, et qui ont été faites par Minderer, Malouin, Marcus-Herz, Mertens, Lind, Mitchill, etc. d'où il résulte que des malades affectés de fièvres putrides guérissaient plus facilement dans des endroits où l'air était chargé d'émanations putrides? Serait-ce l'acide carbonique qui se dégage en si grande quantité des corps en putréfaction qui aurait la propriété d'agir en même temps comme préservatif et désinfectant? Ce serait se perdre dans des hypothèses, si l'on voulait poursuivre ici cette question. Des recherches nouvelles doivent nous faire mieux apprécier les avantages des désinfectans par la fumée.

La fumée, dit Kaempfer (Amœnit. exotic.), a seule la propriété de neutraliser le poison des flèches de Macaçar. Agirait-elle de même contre le poison du typhus? (B.)

FIN.

TABLE DES MATIERES.

FIN DE LA TABLE DES MATIÈRES.

ERRATA.

Page	ligne		
Page 5	*ligne avant-dernière*,	*note*,	Wie, *lisez* wie.
ib.	*ligne dernière*,	*idem*,	oberer, *lisez* Oberer.
11	3	*note*,	krankheiten, *lisez* Krankheiten.
15	2	*id.*	armee, *lisez* Armee.
20	3	*id.*	stück, *lisez* Stück.
37	4	*id.*	Franzos, *lisez* Französ.
39	3	*id.*	prend plus, *lisez* prend alors plus.
40	7	*id.*	même en prenant, *lisez* en prenant.
41	21	*id.*	des individus, *lisez* des individus jusqu'à cet âge.
42		*id.*	*Effacez* la période depuis le mot *du* à la ligne 17 jusqu'à la fin du §, et transportez le point d'interrogation après le mot *épidémique*.
49	5	*id.*	und fol, *lisez* u. ff.
51	6	*id.*	Schoepfs, *lisez* Schoepf.
ib.	21	*id.*	anhange, *lisez* Anhange.
ib.	22	*id.*	die, Anstekung, *lisez* die Ansteckung.
ib.	26	*id.*	by, a few, *lisez* by a few.
53	18	*id.*	pathologie, *lisez* Pathologie.
55	17	*id.*	von, *lisez* vom.
ib.	18	*id.*	Abenlaendischen, *lisez* abendlaendischen.
ib.	*ib.*	*id.*	in, *lisez* im.
ib.	19	*id.*	de Aussatz, *lisez* des Aussatzes.
ib.	26	*id.*	Abr. by, *lisez* by Abr.
74	1	*id.*	galbe, *lisez* gelbe.
90	2	*id.*	in, *lisez* im.
96	*ib.*	*id.*	erster stück, *lisez* erstes Stück.
100	*ib.*	*id.*	keln fazer, *lisez* kel Faser.
111	1	*id.*	praktischer, *lisez* praktischen.
112	*ib.*	*id.*	Reil, *lisez* Reil's.
118	3	*id.*	Abandlung, *lisez* Abhandlung.
119	1	*id.*	medicinische, *lisez* medicinisches.
122	3	*id.*	hinterlassenen, *lisez* hinterlassene.
ibid.	4	*id.*	Pest seuche, *lisez* Pest-Seuche.
136	2	*id.*	de 16ter, *lisez* vom 16ten.
141	5	*id.*	Maladie, *lisez* maladie.
144	1	*id.*	metastasen, *lisez* Metastasen.
165	8	*id.*	Nomadischer, *lisez* nomadische.
ibid.	10	*id.*	zweiter, *lisez* Zweiter Theil.
181	13	*texte*,	de Lamethérie, *lisez* M. Delamethérie.
ibid.	2	*note*,	Epidemie, *lisez* Epidemic.
202	11	*texte*,	c'était, *lisez* c'étaient.

www.ingramcontent.com/pod-product-compliance
Ingram Content Group UK Ltd.
Pitfield, Milton Keynes, MK11 3LW, UK
UKHW031835260826
14628UKWH00001B/401

9 782019 636029